中医脉诊一本通

甄思圆 —— 编

学苑出版社

图书在版编目（CIP）数据

中医脉诊一本通 / 甄思圆编 . -- 北京 : 学苑出版
社 , 2024. 8. -- ISBN 978-7-5077-7002-5

Ⅰ. R241.2

中国国家版本馆 CIP 数据核字第 20249FB057 号

策划编辑：乔素娟

责任编辑：宋　铮

出版发行：学苑出版社

社　　址：北京市丰台区南方庄 2 号院 1 号楼

邮政编码：100079

网　　址：www.book001.com

电子邮箱：xueyuanpress@163.com

联系电话：010-67601101（营销部）　 010-67603091（总编室）

印　刷　厂：三河市华东印刷有限公司

开本尺寸：710 mm×1000 mm　 1/16

印　　张：10

字　　数：168 千字

版　　次：2024 年 8 月第 1 版

印　　次：2024 年 8 月第 1 次印刷

定　　价：69.00 元

自古以来，中医脉诊之术就是中医诊断疾病的重要手段。我们很高兴能有机会将我们所搜集的脉诊知识，汇集成册，与大家分享。

　　脉诊，又称切脉、诊脉、按脉、持脉，是中医四诊（望、闻、问、切）之一，也是中医独有的诊断方法。它通过体察病人脉象的变化，来判断疾病的病位、性质及邪正盛衰，推断疾病的进退预后。脉诊不仅要求医生具备深厚的中医理论知识，更需要长期的实践经验和敏锐的洞察力。

　　本书分为上下两篇。上篇主要介绍了脉诊基本知识，包括脉、脉象与脉诊的含义，脉与阴阳脏腑等的关系，脉诊的基本方法与技巧。此外，上篇还列举了数十种常见的脉象，如浮脉、沉脉、迟脉、数脉等，并对每一种脉象的特征、主病与治疗进行了介绍。希望读者能够通过这些基础知识的学习，对脉诊有一个初步的了解和认识。

　　当然，脉诊的最终目的是辨脉诊病。因此，在下篇中，我们以常见的咳嗽、胃痛、胁痛、不寐、水肿等疾病为例，详细讲解了如何辨别与分析不同

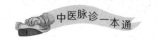

证型、不同疾病的脉象，并给出了常见的治疗药物。希望读者能够通过对这些疾病的讲解，掌握脉诊的实用技巧。

在编写本书的过程中，我们力求做到通俗易懂、深入浅出，避免使用过于专业的术语和复杂的理论。我们希望每一位读者都能够轻松地理解本书的内容，并从中受益。希望这本书能够成为您学习脉诊的良师益友，为您在中医脉诊的学习和实践中提供有益的帮助和指导！

编者

2024年3月

目录

目录

上篇
脉诊基本知识

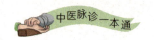

第一章　脉诊入门

第一节　了解脉、脉象与脉诊

脉

【古文经典语录】

夫脉者，血之府也。——《素问·脉要精微论》

诸脉之浮而常见者，皆络脉也。——《灵枢·经脉》

心者，生之本，神之变也；其华在面，其充在血脉。——《素问·六节藏象论》

脉癫疾者，暴仆，四肢之脉皆胀而纵。——《灵枢·癫狂》

【正文】

"脉"字由自然界取象而来，其本义为"水之衺流别"，进而引申为人体之脉是一条条像分叉的河流一样遍布体内的气血通路。自古以来，中医对脉的理解大多如下：脉是血液聚集之处，并且血液在脉中之循环靠心脏的推动。这与现在所言之血管极为相似。

脉 象

【古文经典语录】

脉者，气血之先也。——《诊家枢要》

但以指下几微之象，推原脏腑诸病。——《诊宗三昧》

【正文】

脉象是手指感觉脉搏动的形象，或称为脉动应指的形象。脉象的基本组成部分，包括位、数、形、势等四个方面。一般包括脉搏的频率、节律，显现部位、长度、宽度，脉管的充盈度，血流的通畅情况，波动的幅度等。

脉象的形成与脏腑气血密切相关。心主血脉，心气推动血液进入脉管形成脉搏。血液循行于脉管之中，除了心脏的调节作用外，还必须有各脏器的协调配合。肺朝百脉，即是循行于全身的血脉均汇于肺，且肺主气，通过肺气的敷布，血液才能布散全身；脾胃为气血生化之源，脾主统血，血液的循行有赖于脾气的统摄；肝藏血，肝主疏泄，有调节血量的作用；肾藏精，精化气，是人体阴阳的根本，各脏腑功能活动的动力，而且精可化生血，是生成血液的物质基础之一。故脉象的形成与五脏功能活动相关。

随着医学不断发展，脉象的种类也在不断扩充。晋王叔和《脉经》将脉象总结为二十四种；元滑寿《诊家枢要》发展为三十种脉象；明李时珍《濒湖脉学》定为二十七脉；明李士材《诊家正眼》再增入疾脉，合二十八种脉象。后世多沿用二十八脉。二十八脉包括：浮脉、沉脉、迟脉、数脉、滑脉、涩脉、虚脉、实脉、长脉、短脉、洪脉、微脉、紧脉、缓脉、弦脉、芤脉、革脉、牢脉、濡脉、弱脉、散脉、细脉、伏脉、动脉、促脉、结脉、代脉以及疾脉。

在实际操作中，脉象主要依靠手指的感觉来辨识，因此，学习诊脉应多练指感。通过反复操练，细心体察，就可以形成一个较为完整的指感，准确辨识脉搏的部位、至数、力量和形态等方面。但是，只有指感没有理论是行不通的，只有从理论上掌握各种脉象的要素，再结合切脉的经验，才能较为清楚地识别各种不同的脉象。

脉 诊

故善为脉者，谨察五脏六腑，一逆一从，阴阳表里雌雄之纪。——《素问·金匮真言论》

但持脉之道，既在下指灵活，令其脉脊与手指目相对。——《诊家枢要》

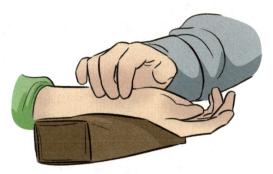

图 1-1 诊脉

【正文】

诊脉又被称为切脉，是指医生用手指切按患者的桡动脉，根据脉动应指的形象，以了解患者病情、辨别病证的一种诊察方法。脉诊是中医四诊（望、闻、问、切）之一，是四诊中唯一直接触到患者身体的重要诊法，历来为医家所重视。善于运用脉诊的医生，能够从患者脉象中获得五脏六腑的变化，结合其他诊法所得，综合分析后判断疾病的发展变化。

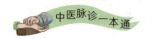

第二节　脉与其他要素的关系

脉与阴阳的关系

【古文经典语录】

善诊者，察色按脉，先别阴阳。——《素问·阴阳应象大论》

凡脉大为阳，浮为阳，数为阳，动为阳，长为阳，滑为阳；沉为阴，涩为阴，弱为阴，弦为阴，短为阴，微为阴，是为三阴三阳也。阳病见阴脉者，反也，主死；阴病见阳脉者，顺也，主生。关前为阳，关后为阴。——《脉经》

脉之平候，中和之至，阳者太过，阴者不及。不及虚濡，微细短涩，太过紧张，弦洪滑类。——《脉理集要》

去者为阴，至者为阳；静者为阴，动者为阳；迟者为阴，数者为阳。——《脉义简摩》

微妙在脉，不可不察，察之有纪，从阴阳始，始之有经，从五行生，生之有度，四时为宜。——《素问·脉要精微论》

凡脉大为阳，浮为阳，数为阳，动为阳，长为阳，滑为阳，沉为阴，涩为阴，弱为阴，弦为阴，短为阴，微为阴。关前为阳，关后为阴。——《脉语》

【正文】

在诊脉时，医者首先应辨别阴阳，来判断患者正气盛衰变化，分析具体病变情况。辨别脉象阴阳的方法，可以结合五行生克的规律来分析。此外，根据我们对阴阳的理解，向上、向外的为阳，向内、向下的的为阴，可以将脉分为阴脉和阳脉。比如，浮脉、数脉、动脉、长脉、滑脉为阳，对应的沉脉、涩脉、弱脉、弦脉、短脉和微脉为阴。同样，相兼脉也可以分阴阳，比如，脉象浮、数、滑、动的，为阳脉；脉象沉、涩、弱、弦、微的，为阴脉。

辨别阴阳有助于医生掌握患者疾病发展，正常而言，阴病见阴脉，阳病见阳脉。如果阳病患者出现阴脉，代表疾病预后较差，甚至死亡；阴病患者出现阳脉，表明疾病正在向好的方向发展。作为医生，诊脉时应以阴阳顺逆为诊法大纲，结合实际情况联合应用其余诊法，以便得到最准确的判断。

脉与脏腑的关系

【古文经典语录】

右寸肺胸，左寸心膻；右关脾胃，左肝膈胆；三部三焦，两尺两肾；左小膀胱，右大肠认。——《四诊心法要诀》

胸痹之为病，喘息咳唾，胸背痛，短气，寸口脉沉而迟，关上小紧，瓜蒌薤白白酒汤主之。——《金匮要略》

其人体丰面赤，脉两寸关微，至数不明，有散乱之象，两尺沉迟，舌质暗红，苔白腻，由操劳过度，肝肾真阴虚，真阳浮越，肝风将动之象。——《蒲辅周医案》

右寸为肺，所以主气，百脉上通，呼吸所系。——《医醇剩义》

【正文】

在寸口诊脉法中，脉被分为寸关尺三部，分别对应不同的脏腑。在《内经》中，脉与脏腑的关系首次出现，其中，左手寸部外侧——心，内侧——膻中；左手关部外侧——肝，内侧——膈；右手寸部外侧——肺，内侧——胸中；右手关部外侧——胃，内侧——脾；双手尺部外侧——肾，内侧——腹中。其中，手指近端为外侧，手指远端为内侧。

随着脉学的不断发展，脉与脏腑的对应关系也有所差异，其中分歧最大的主要是大肠、小肠、三焦。比如，在《脉经》中，右手尺部对应的脏腑为三焦。

目前比较常用的对应关系为李时珍撰写的《频湖脉学》以及《医宗金鉴》中记载的匹配法，即右手寸部——肺与胸中；左手寸部——心与膻中；右手关部——脾与胃，左手关部——肝、胆与膈；两手寸、关、尺部——上、中、下三焦，两手尺部——肾；左手尺部——小肠、膀胱，右手尺部——大肠。为方便记忆，后人还编写了以下歌诀，"右寸肺胸，左寸心膻；右关脾胃，左肝膈胆；三部三焦，两尺两肾；左小膀胱，右大肠认"。

脉与经络的关系

【古文经典语录】

脉有三部，部有四经。手有太阴阳明，足有太阳少阴，为上下部。何谓也？然，手太阴阳明金也，足少阴太阳水也，金生水，水流下行而不能上，故在下部也。足厥阴少阳木也，生手太阳少阴火也，火炎上行而不能下，故为上部。手心主少阳火，生足太阴阳明土，土主中宫，故在中部也。此皆五行

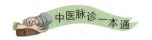

子母更相生养者也。——《难经》

十二经皆有动脉。——《难经》

【正文】

脉有三部，与四经相对应。手有太阴阳明，足有太阳少阴，分为上下，这是为什么？手太阴阳明属金，足少阴太阳属水，金生水，水向下流而不能向上，所以在下部。足厥阴少阳属木，生手太阳少阴火，火性上炎而不向下，所以为上部。手心主少阳火，生足太阴阳明土，土主中宫，所以在中部。这都是五行子母相生。

脉与季节的关系

【古文经典语录】

万物之外，六合之内，天地之变，阴阳之应，彼春之暖，为夏之暑，彼秋之忿，为冬之怒，四变之动，脉与之上下，以春应中规，夏应中矩，秋应中衡，冬应中权。""春日浮，如鱼之游在波；夏日在肤，泛泛乎万物有余；秋日下肤，蛰虫将去；冬日在骨，蛰虫周密。——《素问·脉要精微论》

春脉者肝也，东方木也，万物之所以始生也，故其气来，软弱轻虚而滑，端直以长，故曰弦。夏脉者心也，南方火也，万物之所以盛长也，故其气来盛去衰，故曰钩。秋脉者肺也，西方金也，万物之所以收成也，故其气来，轻虚以浮，来急去散，故曰浮。冬脉者肾也，北方水也，万物之所含藏也，故其气来，沉以搏，故曰营。——《素问·玉机真脏论》

春弦夏洪，秋毛冬石。四季和缓，是谓平脉。——《四言举要》

【正文】

中医学强调整体观念，人与自然环境存在着千丝万缕的联系。自然界四季更替，湿度及温度变化等，均会对人体的生理功能产生影响。

春季到来时，气候变暖，万物开始生长，生机盎然。人体顺应季节变化，皮肤腠理疏松，血液运行更加流畅，体内阳气向外浮越。此时脉象轻虚滑利，就如同鱼儿在水中游动。

夏季气候炎热，万物生长旺盛，阳气十足。人的机体感受这种生长之气，皮肤腠理更加疏松，血液运行速度加快，人体生长代谢活动旺盛。所以夏季脉象来时充盛去时衰弱，同时具有洪脉、滑脉、数脉的特征。

秋季到来时，阳气逐渐减少，气候变冷，万物开始凋零，昆虫活动范围变小，该季节为收获的季节。人体机能感受收获之气，皮肤腠理逐渐紧密，毛孔收缩，所以脉在皮肤之下，脉气轻虚浮动，来时较急去时散乱。

冬季到来时，天气寒冷，万物都逐渐安静，人的机体感受这种封藏之气，皮肤腠理格外致密，阳气内潜。脉在骨骼上，脉象沉而搏坚。

虽然四季脉象不同，但是平脉均具有脉象冲和的特点。如果人体脉象表现与该季节不一致，比如在春季脉象应该微弦反而微洪，在夏季脉象应该微洪反而微沉。这都属于非其时有其气，是患病的脉象。

脉与情志的关系

【古文经典语录】

喜伤心脉虚，甚至心脉反沉；思伤脾脉结，甚至脾脉反弦；忧伤肺脉涩，甚至肺脉反洪；怒伤肝脉濡，甚至肝脉反涩；恐伤肾脉沉，甚至肾脉反濡。——《医学入门》

七情喜缓，悲短忧涩，思结恐沉，惊动怒急。——《脉理集要》

凡悲则伤肺，故肺脉自虚，经曰：悲则气结脉虚，心火来乘，金气自虚，故悲则泪下，或因风寒饮食之气上逆留于胸中，留而不去，久为寒中，或曰肺金乘肝本而为泪，故悲则右寸脉虚。——《丹溪脉诀指掌》

【正文】

中医理论中的七情是指人的七种情绪，分别为喜、怒、忧、思、悲、恐、惊。根据历代医家的观察，人的脉象会因为人们出现情绪的变化而产生相应的改变。比如，人发怒时可能会因为伤肝导致脉象为濡脉；人在过度高兴的时候会因为伤到心脏，导致脉象会变缓；人在思虑过度时会因为伤脾，导致脉象郁结；人在忧愁过度伤肺时可能会导致脉象变涩；人在惊恐的时候可能会因为伤肾导致脉象变沉。一般来说，如果患者的情志与脉象相对应，是一种好的表现，表明患者身体情况正在好转，如果两者不对应则为反常的脉象，提示患者的疾病可能在加重。

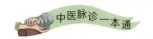

第三节　脉诊的基本方法

脉诊之前调理气息

【古文经典语录】

持脉有道，虚静为保。——《素问·脉要精微论》

凡诊脉之道。先须调平自己气息。男左女右。——《诊家枢要》

若躁动不安，瞻视不定，轻言谈笑，乱说是非，不惟不能得脉中之巧，适足为旁观者鄙且笑也。——《诊脉要诀》

欲诊脉息。先调自己之气。然后取病人脉息。以候太过不及。——《订正太素脉秘诀》

【正文】

在诊脉方法的学习之前，首先应将自己的气息调理平和，沉着镇定。诊脉过程中应集中注意力，不能随意和周围人聊天谈笑，左顾右盼，需专注于对患者脉象的体会。这样有助于医者更准确地把握病情。

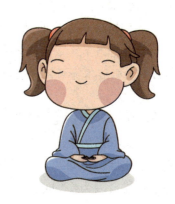

图 1-2　静坐

脉诊的部位

【古文经典语录】

脉有三部九候，各何主之？然：三部者，寸关尺也；九候者，浮、中、沉也。上部法天，主胸以上至头之有疾也；中部法人，主膈以下至脐之有疾也；下部法地，主脐以下至足之有疾也。——《难经》

从鱼际至高骨却行一寸，其中名曰寸口。从寸至尺，名曰尺泽，故曰尺寸。寸后尺前，名曰关。——《脉经》

三部从鱼际至高骨得一寸，名曰寸口；从寸口至尺，名曰尺泽，故曰尺中；寸后尺前名曰关，阳出阴入，以关为界。——《三因极一病证方论》

【正文】

历代医家对寸关尺的位置的认识都有不同。在根据古籍中的记载，流传较广的脉诊部位主要有以下三种：寸口诊法、三部九候法以及三部诊法。

寸口诊法

寸口诊法始见于《内经》，详于《难经》，推广于晋代王叔和的《脉经》。寸口又称气口或脉口，部位在手腕后方桡动脉搏动处，在病变时反应较敏感容易感知，所以从寸口脉象变化既可了解机体正气盛衰和营卫气血运行情况，又可判断病邪对脏腑的影响。寸口分为寸、关、尺三个部分。寸口诊法操作简单，容易上手，医患认可度较高，是目前主流的诊脉方式。

三部九候法

三部九候法，源自古代医学经典《素问·三部九候论》，是一种古代全身遍诊法。三部九候法将人体分为上中下三部，分别对应头、手、足，每部又分天地人三候，共计九候。具体部位详见表1-1。三部九候法比较繁琐，目前临床已很少使用。

表 1-1　三部九候脉诊部位表

头	上部	上部天	按两额之动脉
		上部人	按耳前之动脉
		上部地	按两颊之动脉
手	中部	中部天	按手太阴经以候肺
		中部人	按手少阴经以候心
		中部地	按手阳明经以候胸中之气
足	下部	下部天	按足厥阴经以候肝
		下部人	按足太阴经以候脾胃
		下部地	按足少阴经以候肾

三部诊法

三部诊法由汉代张仲景提出，主要见于《伤寒杂病论》，故后世常称为仲景三部诊脉法。三部是指颈人迎、手寸口、足趺阳。寸口脉则主要侯十二经及脏腑之气的变化，尤多用于全身性疾病的诊断，人迎、趺阳主要感受胃气的变化，所以后二脉大多在寸口无脉或病人危急时使用，一般情况下很少

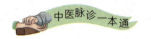

使用。详见表1–2。

表 1–2　仲景三部诊法表

上部	颈人迎	人迎（颈侧动脉）以候胃气
中部	手寸口	寸口（桡动脉）以候脏腑
下部	足趺阳	趺阳（足背动脉）以候胃气

脉诊的定位方法

【古文经典语录】

阴得尺内一寸，阳得寸内九分，从寸口入六分为关分，从关分又入六分为尺分，故三部共得一寸九分。——《三因极一病证方论》

掌后三寸为三部。则寸与关尺，各得一寸。备三才之义也。——《难经集注》

【正文】

使用寸口脉诊脉时，需要确定寸、关、尺三部的位置。三部总长度应根据人腕部桡动脉比较浅露肤表的一段长度来确定，公认长度大概是一寸九分，然而关于脉诊寸、关、尺三部的长度，根据古籍检索的结果，历代医家大致有5种看法。按照时间顺序排列如下：

1. 寸口脉长1.9寸，寸部0.9寸，关部0寸，尺部1寸。此观点主要见于《难经》《脉法赞》和《脉经》中。

2. 寸口脉长3寸，寸部、关部和尺部各1寸。此观点由华佗提出，调研后发现，该时期以一肤指为4寸，因此脉长3寸应该与后期的1.9寸长度相近，即寸关尺三部约0.67寸。

3. 寸部和尺部均为0.8寸，关部较少为0.3寸。此观点主要见于唐代孙思邈的《千金翼方》。

4. 寸部和关部均为0.6寸，尺部最多为0.7寸。

5. 寸部0.6寸，关前0.1寸，关部0.6寸，尺部0.6寸。记载在清代丁锦的《古本难经阐注》和吴谦的《医宗金鉴·四诊心法要诀》中。

由此可见，寸、关、尺各部脉的长度，在唐代以后基本形成了相同的认识，即寸、关、尺三部脉的长度基本相同为0.6寸。当然，不同患者的一寸九分的实际长度可能有所差异，因此，在应用过程中应考虑患者自身体型差异，然后按照比例确定寸、关、尺三部。

在定位寸、关、尺三部时，步骤如下：医生将中指放在患者桡骨茎突的内侧，该处就是关部；然后顺势将食指和无名指分别放在桡骨茎突前方和桡骨茎突后方，确定寸部和尺部。寸、关、尺三部的定位需要多练习，后续可以凭借经验快速定位寸、关、尺。

诊脉的体位

【古文经典语录】

病者侧卧，则在下之臂被压，而脉不能行；若覆其手，则腕扭而脉行不利；若低其手，则血下注而脉滞；若举其手，则气上窜而脉驰；若身覆，则气压而脉困；若身动，则气扰而脉忙。故病轻者，宜正坐直腕仰掌。病重者，宜正卧直腕仰掌，乃可诊脉。——《脉义简摩》

【正文】

为获取准确的脉象，患者应配合医生摆出正确的体位和姿势。常见的体位包括座位和仰卧位。

坐位

患者坐在医者对面的椅子上，自然地将前臂向前水平伸出，尽量与心脏保持在同一个平面中，医者用靠近患者一侧的手进行切脉。坐位有以下注意事项：

1. 患者手腕应处于暴露状态，如果患者穿的是长袖，在暴露时要注意观察，袖口向上提拉是否太紧，以免压迫肢体影响血运；此外，还应该将患者手表、手镯等饰品全部摘掉。

2. 采取正坐位时，患者可以同时把左右前臂都伸出，医者对比观察双手脉象。

3. 患者在诊脉时需要放松且尽量保持一个姿势，避免紧张或者姿势改变引起的异常脉象干扰医生判断。

卧位

卧位适用于病情较重、体质虚弱，无法坐起或不方便坐起的患者，此时，应嘱咐患者手臂自然伸展，与身体成30°左右夹角，与坐位一样保持和心脏在同一平面，以便医生准确把握脉象。卧位需要注意患者应平卧，不可以选择侧卧。侧卧会压迫血脉，影响脉诊的准确性。

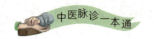

诊脉时间

【古文经典语录】

诊法常以平旦，阴气未动，阳气未散，饮食未进，经脉未盛，络脉调匀，气血未乱，故乃可诊有过之脉。——《素问·脉要精微论》

病者危迫，则勿以平旦为拘，虽一日三诊之。——《脉语》

早晚当与诊视。不专拘平旦也。——《订正太素脉秘诀》

【正文】

一般认为，最好的诊脉时间是在清晨。清晨也被古人称为平旦。因为脉的搏动和人体气血的活动息息相关，并且受进食、活动、情绪等因素的影响。清晨时，患者从长时间睡眠中苏醒，气血处于一个相对安稳宁静的状态，人的情绪没有太大波动，也不会做较多的活动。此时脉象是最标准的，可以更加准确地反映人体内脏腑、气血的变化，进而判断疾病的性质和位置。

但是，我们不能太死板，虽然清晨是最好的诊脉时间，但其他时间也是可以的，并且在现实临床实践中很少有患者能在清晨诊脉，因此，尽量让患者模拟清晨的状态，就是让患者在安静的环境中休息一段时间，调整呼吸和情绪，以减少其他因素的干扰。

脉诊的诊察内容

【古文经典语录】

人一呼脉再动，一吸脉亦再动，呼吸定息脉五动，闰以太息，命日平人。——《素问·平人气象论》

位数形势者，正脉之提纲也。位即三部九候也，或在寸，或在尺，或在浮，或在沉。数以纪其多寡也，数与滑促，其数皆多；迟与涩结，其数皆少；即屋漏、雀啄、虾游、鱼翔，举该于数之类也。至于形势，分见互见，各有妙蕴。——《重订诊家直诀》

候病所在，逐部求之。平脉软滑，按部应时；病脉反是，小大独异，察部前后，上下之至，脉状同否，总属之异，统取其概，属细分位，六部五属，五脏所主，应乎五行，同异之气，气同合一，气异为二。——《脉理集要》

凡诊脉，当视其人大小长短，及性气缓急。脉合形性者，吉；脉反形性者，逆也。——《脉语》

近世但知弹石解索。雀啄屋漏。鱼翔虾游。谓之六绝。——《诊宗三味》

【正文】

脉诊时，医者需要诊察的内容包括至数、脉位、脉体大小、脉体长短、脉律、脉的流利程度、脉体张力等。

（一）至数

至数是指患者脉搏在一呼一吸间隔时跳动的次数，用来判断脉搏的频率是否正常。根据脉搏跳动的快慢被分别称为"数"和"迟"。一个呼吸周期正常人的脉搏跳动四到五次，如果小于等于三次被称为迟脉，大于等于六次被称为数脉。

（二）脉位

脉位是指脉的位置深浅情况。脉位可概括为三种，浮脉、沉脉和伏脉。将寸口部位按压到骨骼的指力作为总指力，然后与相应指力作比较。

使用指力小于总指力的五分之二就可以感受寸口脉，则为浮脉。

使用指力大于总指力的五分之三才可以感受寸口脉，则为沉脉。

使用指力大于总指力才能感受到寸口脉，则为伏脉。

（三）脉体大小

脉体大小是指脉搏跳动时传递到医者指头的力量。力量比正常脉体大，则为洪脉，反之为微脉。

（四）脉体长短

脉体长短，是根据医者诊脉时三指分布的疏密程度来判断的。若寸口脉超过正常长度，就是所谓的长脉；若寸口脉小于正常长度，则为短脉。

（五）脉体紧张度

脉象特征常受血管紧张度的影响，医者通过对脉体紧张度的体会来判断弦脉、紧脉和缓脉等脉象。如弦脉、革脉、紧脉等脉象，都是因为血管的紧张度较大，劲急不柔和。虚脉、细脉、濡脉、微脉、弱脉等，都是血管壁的紧张度太小，脉管失去其应有弹性所致。

（六）脉搏的节律

一般来说，正常脉象是均匀的，从容的，有节律的。医者通过感受患者脉搏的节律，来判断是否存在结脉、动脉、促脉等特殊脉象，以便做出正确的疾病诊断。脉搏跳动不规则有间歇，则为结脉；脉搏跳动节律快并且有间歇停止的现象，为促脉；脉搏节律不均匀是动脉最明显的特点。

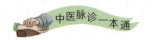

（七）脉的流利度

脉搏的流利度是指脉象应指时往来的滑利程度，这主要取决于气血运行的情况。医者在诊脉时通过感受脉象的流利程度，来判断患者是否存在滑脉和涩脉等特殊脉象。如果脉管内血液运行比平脉更加流利，则为滑脉；脉管内血液运行艰涩，比平脉流利程度要差，则为涩脉。

（八）特殊脉形

在临床实践中，除了常见的28种脉象以外，医者可能还会遇到其他脉象。比如《普济方》卷四中提到了十怪脉名，包括釜沸脉、鱼翔脉、弹石脉、解索脉、屋漏脉、虾游脉、雀啄脉、偃刀脉、转豆脉、麻促脉。这些脉象多为脏气将绝、胃气枯竭之候，故又有"败脉""绝脉""死脉""怪脉"等称谓。

（九）复合脉

复合脉又被称为相兼脉，是指两种或以上构成条件复合而形成的脉象，比如沉脉和迟脉同时出现时就被称为脉沉迟。

诊脉的步骤

在医者进行脉诊的过程中，需要用到下指、排指、调指以及用指等步骤。

【古文经典语录】

凡初下指，先以中指端按得关位，掌后高骨为关，乃齐下前后两指，为三部脉。前指，寸部也，后指，尺部也。——《活人书》

诊脉之际。人臂长则疏下指。臂短则密下指。——《诊家枢要》

人中指上两节长，无名、食指上两节短。此参差之不易齐者。若按尺排指疏，则逾一寸九分之定位；排指密，则又不及尺寸三停之界分。——《脉义简摩》

【正文】

医者按照下指、排指、调指以及用指的顺序完成诊脉过程。脉诊的指法运用如下：

首先，应先把中指放在桡骨茎突处以确定关脉的位置，顺势将食指和无名指放在桡骨茎突前后的位置；其次，根据患者的体型进行排指，三指之间适当间隔，来分候三部；然后，进行调指，即调整医生手指，使中指微微弯曲，保持食指、中指、无名指三指指尖一齐且运动协调、力度均匀，以减少诊脉误差；接着，医者用指端皮肉凸起最高处的位置感受患者脉象的细微变化；最后，通过举、按、寻等动作在患者皮肤之间寻找脉象，全面了解脉位、脉形、脉势的变化。

脉诊的指法

【古文经典语录】

一指单独加压为单按，三指同时加压为总按。单按以分候寸口三部（即寸、关、尺），以视病为何经何脏；总按以审五脏六腑的全体；轻按重按，以别沉浮。四者分合并用，才能找出线索，洞悉病所。——《诊家直诀》

轻手取之曰举，重手取之曰按，不轻不重，委曲求之曰寻。初持脉轻手候之，脉见皮肤间者，阳也，腑也，亦心肺之应也，所谓浮按消息是也。重手取之，脉附于肉下者，阴也，藏也，亦肝肾之应也，所谓沉按消息是也。不轻不重，中而取之，脉应于血肉之间者，阴阳相适，中和之应，脾胃之候也，所谓中按消息是也。——《脉诀刊误》

【正文】

举、按、寻是脉诊的基本指法，是指医者通过三指用力轻重的变化，以诊察脉搏的浮沉与力度的情况。

1. 举法：指医生的手指较轻地按在寸口脉搏跳动部位以体察脉象。使用举法取脉，也被叫做"浮取"或"轻取"。

2. 按法：指医生手指用力较重，甚至按到筋骨以体察脉象。用按的指法取脉又称"沉取"或"重取"。

3. 寻法：寻即寻找的意思，医生往往是用手指从轻到重，从重到轻，左右推寻；或在寸、关、尺三部仔细寻找脉动最明显的部位，或调节最适当的指力，以寻找脉动最明显的特征。用力不轻不重，按至肌肉而取脉，称为"中取"。寻法是现代诊脉的基本指法，被广泛应用。

脉诊注意事项

【古文经典语录】

爪甲不可养长，长则指头不能取齐，难于诊脉，且沉取之时，爪长则按处必有深痕，在于闺阁尤为不便。——《脉诀汇辩》

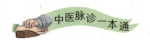

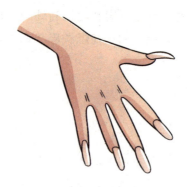

图 1-3　长指甲

【正文】

1. 医者指甲不可留长指甲，不仅不好平齐手指，增加诊脉难度，还容易在诊脉过程中在患者身上印出深痕，增加患者不适感，降低患者的就诊体验。

2. 在天气寒冷时，医者应注意保持双手的温度，以减少病人因温度的刺激导致脉象改变的现象。

第四节 脉诊技巧

脉诊是一项技艺

【古文经典语录】

望而知之谓之神，闻而知之谓之圣，问而知之谓之工，切而知之谓之巧。——《难经》

善为脉者，必以比类奇恒，从容知之。——《素问·疏五过论》

脉理精微，其体难辨。弦紧浮，展转相类。在心易了，指下难明。——《脉经》

焚香跌坐，静气凝神，将缓字口诵之，心维之，手摩之，反复而详玩之，久之，缓归指上。以此权度诸脉，了如指掌。——《三指禅》

【正文】

诊脉是医者的关键技术，医者不懂得诊察脉象就不能分辨病证，不能分辨病证就不能找到治疗措施。医者只有明辨脉象，才是良医，如果做不到就是庸医。

脉诊似乎并不难学，需要背诵的内容也不多，也不困难，但真的在病人身上运用的时候，就觉得特别的难以掌握。善于诊脉的医生，应该别异比类，细致深入地体会脉象的变化。

在诊断病情时，除了要重视脉诊，其他望、闻、问三诊也要重视。本章重点探讨脉象和体质、环境、年龄的关系，以及分辨胃、神、根三气和脉诊的从舍。

辨病脉需先知常脉

【古文经典语录】

凡此五脏平脉。要须察之久久成熟。一遇病脉。自然可晓。——《诊家枢要》

凡妇人经水三月不来。诊其脉两寸浮大。两关滑利。两尺滑实而带数。此胎脉也。——《诊宗三昧》

贵显之脉，常清虚流利；富厚之脉，常和滑有神；贱者之脉，常浊窒多

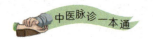

滞。——《脉义简摩》

妇女之脉常濡弱于男子。——《千金方》

小儿脉呼吸八至者平，九至者伤，十至者困。——《脉经》

间有脉不行于寸口，由肺列缺穴斜刺臂侧，入大肠阳溪穴而上食指者，名曰"反关"，非绝无仅有之脉也。——《三指禅》

长人脉长，短人脉短，性急人脉急，性缓人脉缓，肥人脉沉，瘦人脉浮，寡妇室女脉濡弱，婴儿稚子脉滑数，老人脉弱，壮人脉强，男子寸强尺弱，女子尺强寸弱。又有六脉细小同等，谓之六阴；洪大同等，谓之六阳。至于酒后脉数大，饭后脉洪缓，久饥脉空，远行脉疾，临诊者皆须详察。——《脉如》

【正文】

"欲知病脉，必先知常脉，以常衡变，以变识病"是历代医家通过长期临床实践总结出的学习脉诊的有效方式。新学脉诊者首先应以正常人为练习对象，勤加练习，多实践，多验证，只有知道正常脉象是什么样子，遇到病脉时才能感受到区别。正所谓"熟读王叔和，不如临证多"。

多数正常人的脉象会因为性别、年龄、身高、胖瘦的不同而出现差异。一般而言，女性的脉象比男性更加濡弱；青年人脉象多为实大，老年人脉象多为濡弱；与身材矮小的人相比，身材高大的人脉象较长；瘦弱的人脉象往往微微浮，肥胖的人脉象微微沉。但是，这些都属于正常的脉象。此外，还有人脉象位置与众不同，大多数人是寸口脉，而有些人脉象在手腕后面，即反关脉，有人两只手都是反关脉，也有人只有一只手为反关脉。不能因为不常见就将其归入病脉的范畴。

脉诊六字诀

【古文经典语录】

察脉须识上下来去至止六字。上者为阳，来者为阳，至者为阳；下者为阴，去者为阴，止者为阴。上者自尺部上于寸口，阳生于阴也；下者自寸口下于尺部，阴生于阳也。来者自骨肉之分，出于皮肤之际，气之升也；去者自皮肤之际，还于骨肉之分，气之降也。应曰至，去曰止。——《诊家枢要》

经曰：上、下、来、去、至、止六字，为脉之神机也。不明六字，则阴阳虚实不别也。上者为阳，下者为阴；来者为阳，去者为阴；至者为阳，止者为阴。上者自尺部上于寸口，阳生于阴也，下者自寸口下于尺部，阴生于阳也。来者自骨肉之分而出于皮毛之际，气之升也。去者自皮肤之际而还于骨肉之分，气之降也。应曰至，息曰止也。——《脉诀新编》

来者为阳，气之出也；去者为阴，气之入也，来以候外，去以候内，虚小为平，实强为逆，来实去虚，外病可别，来小去大，病属乎内。——《脉理集要》

至者脉应，调匀则吉，止者暂息，是为歇止，止久有常，是谓绝气，歇至（止）主病，绝气不治。——《脉理集要》

【正文】

上、下、来、去、至、止这六个字，可以高度概括脉象的万千变化，成为医者诊脉时的一种简单但却又十分实用的方法，被后世医家称为"六字诀"。

其中，上、来、至代表阳，下、去、止代表阴。上指寸部，下指尺部，通常来讲，男性尺脉较沉，女性尺脉较盛，但是人体在没有疾病的情况下整体来讲是阴阳协调的，寸部与尺部的大小强弱变化大小强弱维持在一个适当的水平上。一旦寸或尺某一部，出现偏盛偏衰的失调情况，则说明阴阳平衡被打乱。例如：尺弱寸强，则会出现阳浮阴弱或上盛下衰的病证，而寸弱尺强，则说明邪入下焦，或相火亢盛。

来、去、至、止四字都是针对脉搏跳动提出的。其中来是指脉搏从内向外跳，去则相反，是指脉搏从外向内落，脉象来去应该从容并且力量均匀。脉来为至，脉去为止，至与止应交替而有节奏地出现，也就是至数匀齐。这样则阴阳协调，反之，节奏的任何失常都标志着阴阳的失调。

诊察革脉

【古文经典语录】

脉之忽变者，其内系于元气之盛衰存脱者，则形神俱变。若中气虚乏之人，往往小有劳逸，饥饱寒暖，其脉即变。此不过形之迟数，强弱有异，而其神之为忙，为暇，为王，为衰，细审之，未尝变也。——《脉义简摩》

【正文】

此处所讲的革脉与下文二十八脉中的革脉不同。此处的革是改变的意思，也就是说医者应观察脉象在疾病发生发展过程中出现的改变，有助于将脉象变化与病情变化联系起来，从而预测疾病的转归。

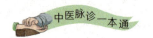

诊察独

【古文经典语录】

得其脉之独有所见，而脉又可断矣。——《脉理求真》

盖假独者易知，而真独者难明。得其要以求其独，则独无不在；失其要以求其独，则独其莫得矣。——《脉理求真》

微甚兼独者，变脉之提纲，即体察形势之权衡也。——《重订诊家直诀》

【正文】

诊察独就是诊察脉象在某一关或某一部出现的异常变化，这是诊断病脉的具体方法之一。根据出现单独变化的脉象来辨别病脉特点，从而判断病情。

诊察单独脉象变化的操作方法主要有两类。第一类是诊察脉的外形变化，将一部脉的脉形与其他几部脉不同，称之为"独变"，将其作为病脉的表现。第二类是通过观察脉在各部的显现，如果脉象只出现在其中一部叫做"独"，然后针对其出现的部位和脉的形态再做进一步的观察。

诊察胃、根、神

【古文经典语录】

人以水谷为本，故人绝水谷则死，脉无胃气亦死。——《素问·平人气象论》

两尺为肾部，沉候之六脉皆肾也，然则两尺之无根，与沉取之无根，总之，肾水绝也。——《医宗必读》

上部有脉，下部无脉，其人当吐。不吐者死。上部无脉，下部有脉，虽困，无能为害。所以然者，譬如人之有尺，树之有根，枝叶虽枯槁，根本将自生，人有原气，故知不死。此尺为根之义也。——《难经》

男子以右尺为根，女子以左尺为根。——《医学入门》

不病之脉，不求其神，而神无不在也；有病之脉，则当求其神之有无，以断吉凶。——《脉义简摩》

上部无脉，下部有脉。虽困无能为害，夫脉之有根，尤树之有根，枝叶虽枯槁，根本将自生。——《难经》

【正文】

脉象是否有胃、有神、有根，是判断正气虚实的重要依据，对于医者了解病情有重要意义。

　　"有胃"是脉有胃气的意思，胃是后天之本，生化之源，只有胃气充盛，脉道才能充盈，维持人体正常的生理活动。反映脾胃运化功能的强弱和营养吸收的能力。脉有胃气时的脉象从容和缓，不急不迫，徐徐而来。

　　"有神"主要指的是脉的节律正常，包括脉搏波动的幅度及间隔时间。从广义上说，神是人体生命活动的表现，得神者昌，失神者亡。根据古籍中的记载，历代医家对脉中有神的认识主要是下列三种：

　　1. 胃气即神：即脉中有胃气就是有神。

　　2. 脉有力为神：就是说，脉搏波动有力就是有神。

　　3. 至数匀齐有神：即脉搏节律正常，跳动不快不慢，频率均匀就是有神的表现。

　　"有根"是指脉有根基，与肾气盛衰关系密切。医者在患者的尺部或者沉取患者脉象时都可以探察到。如果患者脉沉敢收不到有跟，只在举时发现脉浮于上，提示我们患者正气衰竭，这对于久病或重病患者而言不是一个好兆头。

　　综上所述，脉象的有胃、有神、有根，这三者是密不可分的整体。脉象有神，机体形与神俱，患者预后较好；脉象有胃，患者机体消化吸收功能较好；脉象有根，机体肾精尚充沛，可持续提供所需能量。

脉证顺逆

【古文经典语录】

　　凡内出不足之证，忌见阳脉，如浮、洪、紧、数之类是也；外人有余之证，忌见阴脉，如沉、细、微、弱之类是也。如此之脉，最不易治。凡暴病脉来浮洪数实者为顺，久病脉来微缓软弱者为顺。若新病而脉沉微细弱，久病而脉浮洪数实者，皆为逆也。凡脉证贵乎相合，设若证有余而脉不足，脉有余而证不足，轻者亦必延绵，重者即危亡之兆。——《景岳全书》

　　诊切之要。逆顺为宝。若逆顺不明。阴阳虚实死生不别也。——《诊宗三味》

　　如伤寒未得汗，脉浮大，为阳，易已；沉小为阴，难已。伤寒已得汗，脉沉小安静为顺，浮大躁疾者逆。——《脉义简摩》

【正文】

　　脉症顺逆是指从脉与症的相应不相应来判断疾病的顺逆。从判断疾病的顺逆来说，脉症相应者主病顺，不相应者逆，逆则主病凶。因此，对于医者而言，判断脉症顺逆对于判断患者气血运行及病情变化十分重要。

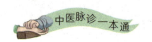

在一般情况下，脉与症是一致的，即脉症相应，比如里证见脉象较沉，表证见脉象较浮，这都是脉证相符。但也有时候脉与症不一致，也就是脉症不相应，甚至还会出现相反的情况。比如里证见脉象较浮，表证见脉象较沉。脉与证相符为顺脉，不符为逆脉。

在《医宗金鉴·四诊心法要诀》中记载了常见疾病的脉症顺逆情况，为了方便读者参考，本书用表格的形式进行展示，如下表1-3：

表1-3　脉证顺逆表

病证	顺（脉）	逆（脉）	备注
中风	浮迟	坚大、急疾	
伤寒热病	浮紧、洪数	沉微、涩小	脉静为顺，脉躁为逆
咳嗽	浮濡	沉伏	
哮喘	浮滑	沉涩	
劳瘵	缓滑	细数	
失血	芤、缓小	数大	
癫狂	浮洪	沉急	
风痫	浮缓	沉小、弦	沉小、弦
呕吐	浮滑	沉数、细涩	沉数、细涩
霍乱	代	代伏	代伏
泄泻	沉小、滑弱	实大、浮数	实大、浮数
火热	洪数	微弱	微弱
淋证	实大	涩小	涩小
疝气	弦急、牢急	弱急	弱急
黄疸	洪数、浮大	微涩	微涩
肿胀	浮大、洪实	细沉微	细沉微
积聚	实	沉细	沉细
心腹痛	紧细	浮大	浮大
痈疽	洪大（未溃）	洪大（已溃）	洪大（已溃）
肠痈	滑数	沉细	沉细

第二章 脉象特征

正常脉象

【古文经典语录】

凡脉不大，不小，不数，不迟，不滑，不涩，不短，不长，浮沉正等者，平脉也。——《脉确》

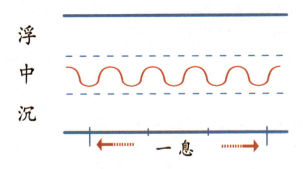

图 2-1 正常脉象示意图

【平脉特点】

寸、关、尺三部脉脉位皆以中位为主，脉形不大不小，与人的体型相应，脉管充盈，张力平和，脉症与生理及外界环境变化有关。

【正文】

正常脉象也被称为常脉、平脉，指健康人在正常生理状态下的脉象，是人体阴阳自和、气血充盛、精神平和的状态，是健康的象征。古人将正常脉象特点概括为"有神""有胃""有根"。平脉不是一成不变的，会因为体质、年龄、性别等不同因素，在一定范围内会有一定差别。

浮脉

【古文经典语录】

浮在皮毛，如水漂木；举之有余，按之不足。——《脉诀汇辨》

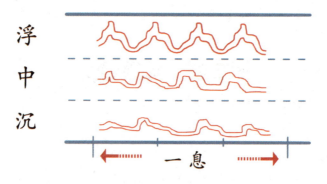

图 2-2 浮脉示意图

【脉理】

1. 当外部有致病因素侵袭肌表时，人体卫气与外邪互相斗争，因此脉气搏动有力，阳气浮越，表现为浮脉。

2. 当人体因久病而虚衰时，由于体内的气血亏虚，脉气不能内潜而浮越于外，脉象就表现为浮大而无力。

【浮脉特点】

浮脉就是脉搏浮于体表的意思，在临床实践中，医者用手指轻触患者寸口即可感觉到脉搏跳动，但用力按压，脉搏力度反倒会减轻。因此，一般用"如水漂木"来形容，寸、关、尺三部在浮取时皆可找到。

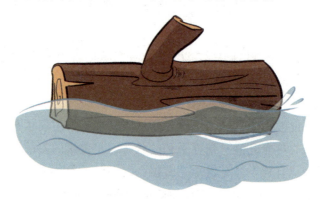

图 2-3 浮木图

【鉴别】

芤脉和虚脉都有浮的性质。具体差别如下：

1. 芤脉脉体较大，也有按之力减的特点，但是中间是空虚的；

2. 虚脉也有按之力减的特点，但是衰退得非常明显，触感非常无力。

洪 脉

洪脉极大，状如洪水；来盛去衰，滔滔满指。——《脉诀汇辨》

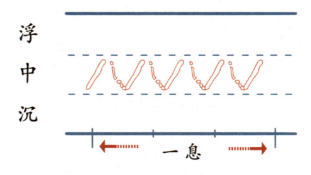

图 2-4　洪脉示意图

【脉理】

当人体内的邪热炽盛时，由于邪热会灼伤阴液，以致阳气独盛而冲击血脉，此时因脉管中的血液远远不及阳气的强盛，因此导致脉管扩张，出现脉来洪大、脉去稍减的洪脉。

【洪脉特点】

长度超过寸、关、尺三部，脉形大、强。

【鉴别】

洪脉与实脉脉象类似，都是强盛有力。具体差别如下：

1. 洪脉轻取时如波涛般汹涌，脉来时充盛鼓指，脉去时微弱力缓，沉取时脉象反而略微衰弱。

2. 与洪脉相比，实脉触感较为和缓，但不论是浮取还是沉取，也不论脉来还是脉去，都极为强盛有力。

散 脉

【古文经典语录】

散脉浮乱，有表无里；中候渐空，按则绝矣。——《脉诀汇辨》

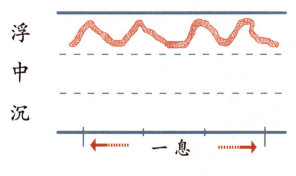

图 2-5　散脉示意图

【脉理】

当脏腑元气即将绝竭时，由于心力衰竭，阳气离散，以致血液难以正常运行，因此会出现脉象浮散而无根，时快时慢，没有规律的散脉。

【散脉特点】

浮取明显，杂乱无章，沉取近无，脉形宽而弥散，即轻取是感觉分散不整齐，而沉取时脉搏很弱，甚至感觉不到。

【鉴别】

散脉与虚脉、濡脉的脉象类似，具体差别如下：

1. 散脉在脉管上的表现是浮散无根，毫无规律。

2. 濡脉脉位较浮，但是非常规律。

3. 虚脉脉位较浮且大，不论轻取还是沉取都软弱无力，但是依然有根。

虚脉

【古文经典语录】

虚合四形，浮大迟软；及乎寻按，几不可见。——《脉诀汇辨》

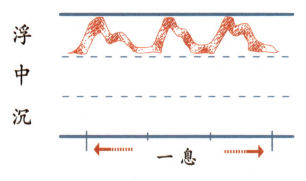

图 2-6　虚脉示意图

【脉理】

1. 当体内阳气亏虚时，由于推动血液运行的力量薄弱，因此出现软弱无力的虚脉。

2. 当血液不足时，由于阳气没有阴液可依附而浮越于外，此时也会出现脉管形体虚大而软的虚脉。

【虚脉特点】

寸、关、尺，浮、中、沉均无力，脉形大、空、软，脉管紧张度减弱、充盈度不足。

【鉴别】

对于虚脉，直观感受就是：软弱。中医认为脉形的大就是脉体比常脉大一些；空就是脉管中有虚空的感觉；软就是搏动无力。有经验的老中医形容虚脉为"按在葱管上的感觉"。

濡脉

【古文经典语录】

濡脉细软，见于浮分；举之乃见，按之即空。——《脉诀汇辨》

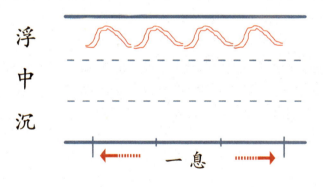

图 2-7　濡脉示意图

【脉理】

濡脉主气血诸虚，当体内的气血亏损时，由于阳气衰弱而无力运行血液以致血液冲击脉管的力道不足时，会出现浮软而无力的脉象。

当湿邪雍阻于内时，由于气血的输布受到阻遏，此时也会出现濡脉。

【濡脉特点】

濡脉浮取可得，脉形细而边界不清，脉管紧张度低，按取柔软。

【鉴别】

濡脉与弱脉脉象类似，都属于细软无力的脉象。具体差别如下：

1. 濡脉脉位较浮，医者轻取可得。

2. 弱脉脉位较沉，需要医者重按才可得到。

芤脉

【古文经典语录】

芤乃草名，绝类慈葱；浮沉俱有，中候独空。——《脉诀汇辨》

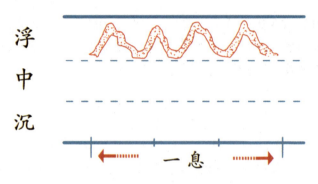

图 2-8　芤脉示意图

【脉理】

当人体因失血过多或是因体液大伤时，由于体内的血量突然减少，使得阴血不足以充润脉管，因而导致脉管空虚，此时阳气没有阴液可依附而浮越在外，于是形成脉管浮大中空的芤脉。

【芤脉特点】

浮位、中取时脉管两边明显，脉形中央空、软而两边实，脉管浮、大、软、中央空、两边实。

【鉴别】

芤脉与革脉相类似，脉象都具有脉管中空的特点，具体差别如下：

1. 芤脉脉象浮大中空，就像手指是按在葱管上，较为柔软。

2. 革脉脉象同样浮大中空，但是触感像手指按在鼓皮上，硬度较强。

革脉

【古文经典语录】

革大弦急，浮取即得；按之乃空，浑如鼓革。——《脉诀汇辨》

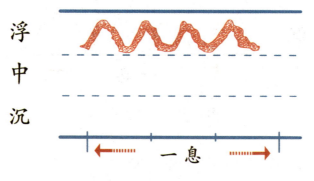

图 2-9　革脉示意图

【脉理】

当体内的精血严重亏损时，由于阴血不足以充润脉管，因而造成脉管空虚，此时阳气没有阴液可以依附而浮越在外，于是形成脉管浮大中空的革脉。

【革脉特点】

浮取时明显，中沉位空虚，脉形浮取如鼓皮，按之空虚，内虚外实，脉管浮、大、长、弦。

【鉴别】

革脉一般与芤脉相鉴别，具体内容见前文芤脉与革脉的鉴别。

沉脉

【古文经典语录】

沉行筋骨，如水投石；按之有余，举之不足。——《脉诀汇辨》

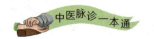
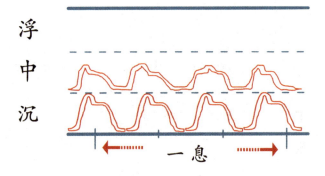

图 2-10　沉脉示意图

【脉理】

1. 里实证：当病邪入里时，如患者的气血充盛，能与病邪相对抗，正气与邪气相互争斗，以致出现沉而有力的脉象，称为里实证。

2. 里虚证：患者气血亏虚，无力输布，出现沉而无力的脉象称为里虚证。

【沉脉特点】

寸、关、尺三部在浮中取少力，沉取有力，脉形浮取无力。脉管搏动主要在脉管底部。

【鉴别】

沉脉，从字面理解就是脉搏下沉，即在深层。浮脉、牢脉和弱脉脉位都偏向于沉，具体差别如下：

1. 沉脉位于筋骨处，需要医者重按才可获取。

2. 相比沉脉，伏脉的脉位更深，位于筋骨间，即使重按也不容易获取，需要紧贴筋骨才行。

3. 牢脉脉形较为弦长，像是附着在筋骨上，似乎紧牢而不移。

4. 弱脉脉位也比较沉，但是脉象柔软而无力。

伏脉

【古文经典语录】

伏为隐伏，更下于沉；推筋着骨，始得其形。——《脉诀汇辨》

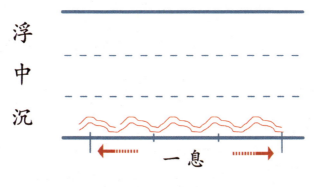

图 2-11　伏脉示意图

【脉理】

1. 当体内的邪气炽盛时，容易阻遏气血的运行，以致脉气无法正常运行，因此会出现脉象深伏的伏脉。

2. 如因久病不愈而正气衰微时，阳气不足以鼓动血脉，也会出现伏脉。

【伏脉特点】

寸关尺皆可能出现，比沉脉还要深，脉形搏动感不是特别明显。脉管充盈度不足。

牢脉

【古文经典语录】

牢在沉分，大而弦实；浮中二候，了不可得。——《脉诀汇辨》

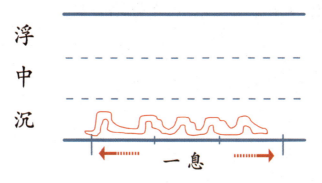

图 2-12　牢脉示意图

【脉理】

当体内的阴寒亢盛时，由于寒邪的特性为收引凝滞，以致阳气潜藏而难

031

以升张，因此会出现沉而弦长、紧牢不移的牢脉。

【牢脉特点】

寸关尺皆有，筋骨之间，脉形大而长，脉势实而弦，脉管紧张度较大。

弱脉

【古文经典语录】

弱脉细小，见于沉分；举之则无，按之乃得。——《脉诀汇辨》

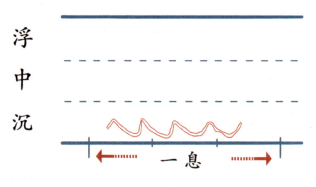

图 2-13 弱脉示意图

【脉理】

当体内的气血不足时，由于血液不能充盈脉道，阳气无力推动血液的运行，因此会出现沉而细软的弱脉。

【弱脉特点】

沉取可得，脉形细，脉管紧张度低，按取柔软。

【鉴别】

弱脉和濡脉有一定相似性，具体差别如下：

弱脉和濡脉最大的差别在于脉位，弱脉在沉位，而濡脉在浮位。

迟脉

【古文经典语录】

迟脉属阴，象为不及；往来迟慢，三至一息。——《脉诀汇辨》

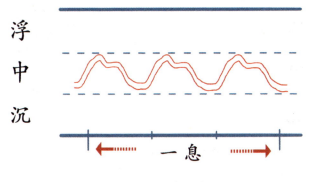

图 2-14　迟脉示意图

【脉理】

　　当体内的寒邪或热邪炽盛时，由于气血的运行受到阻滞，此时，如出现迟而无力的脉象，则提示为虚寒证；如出现迟而有力的脉象，则提示为寒实证或实热证。因此，对于迟脉的鉴别，应当谨慎鉴别。

【迟脉特点】

　　不论是脉位、脉形还是脉管，迟脉均没有特殊表现。其主要特点体现在频率上，与正常脉象相比，迟脉频率低，即每分钟脉搏次数少于正常脉搏次数。

【鉴别】

　　迟脉与缓脉、涩脉有一定的相似性，三者频率均低于正常脉象，具体差异如下：

　　1. 缓脉脉搏跳动频率介于迟脉与正常脉象之间，也就是说，缓脉比迟脉脉搏跳动频率快。

　　2. 涩脉的脉形偏细，流利度比迟脉差。

　　此外，需要注意的是，有些心肺功能良好的人，比如游泳运动员，脉搏跳动虽然缓慢但从容和缓，这样的人即使是迟脉，也属于健康人。

缓脉

【古文经典语录】

　　缓脉四至，来往和匀；微风轻飐，初春杨柳。——《脉诀汇辨》

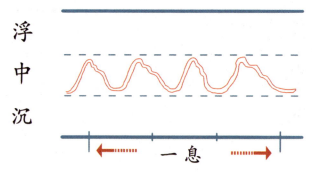

图2-15　缓脉示意图

【脉理】

当体内的脾气虚弱或是湿邪内困时，由于气血的运行不畅，气血不足以充盈脉管，此时就会出现脉来怠慢的缓脉。

【缓脉特点】

缓脉在脉位和脉管上无特殊表现，是相对较正常的脉象；如果在脉形、脉势上是和缓均匀的话，则属于正常脉象。当它有一种迟缓而松懈的感觉，且频率较正常脉象低时，属于病理特征，即每分钟脉搏次数少于正常脉搏次数且脉来迟缓。

涩脉

【古文经典语录】

涩脉蹇滞，如刀刮竹；迟细而短，三象俱足。——《脉诀汇辨》

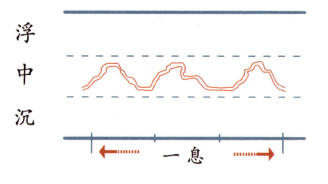

图2-16　涩脉示意图

【脉理】

当体内由于精伤、血少、气滞、血瘀等因素阻遏气血运行，导致脉气往来艰涩时，就会出现往来艰涩的涩脉。

【涩脉特点】

寸关尺的浮中沉三个层面皆可见，脉形较细，脉症阴虚证、血瘀证，脉管指下觉脉管充盈度不够、管壁不光滑。

【鉴别】

涩脉和结脉有一定相似性，脉象都比较迟缓，具体差异如下：

1. 涩脉的脉象迟缓并且不流利，感觉不顺滑。

2. 结脉虽然脉象也迟缓，但是脉象顺滑，没有涩感，但是会突然停止，并且每次停止的很突然，没有规律性可言。

结 脉

【古文经典语录】

结为凝结，缓时一止；徐行而息，颇得其旨。——《脉诀汇辨》

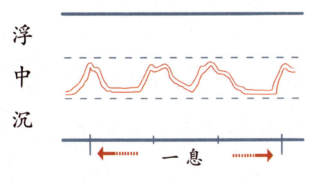

图 2-17　结脉示意图

【脉理】

如果因体内有瘀血、痰饮、宿食或气滞等因素阻遏了气机的运行，以致阴液独盛而阳气潜藏不和，此时就会出现脉来迟缓，时而一止的结脉。

【结脉特点】

寸、关、尺三部皆可见，脉形脉势和缓，脉管紧张度不足。

【鉴别】

从脉象都有停歇的情况分析，结脉与促脉、代脉有一定的相似性，具体差异如下：

1. 结脉的脉象迟缓，每次歇止的间隔没有一定的规律性。

2. 促脉虽然每次歇止的间隔也没有一定的规律性，但是脉象急促。

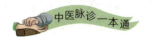

3.代脉的脉象比促脉更为迟缓，每次歇止的间隔是有规律的。

促脉

【古文经典语录】

促为急促，数时一止；如趋而蹶，进则必死。——《脉诀汇辨》

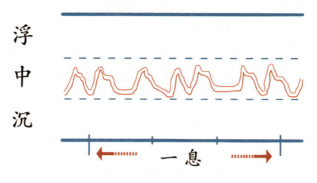

图 2-18　促脉示意图

【脉理】

当体内由于瘀血、痰饮和宿食等因素阻遏气机的运行，或是热邪炽盛，阳气亢奋时，以致体内的阴阳失调，此时便会出现脉象急促，突然歇止的促脉。

【促脉特点】

寸、关、尺三部皆可见，脉形来去较迅速。脉管紧张度不足、充盈度不足。

代脉

【古文经典语录】

代为禅代，止有常数；不能自还，良久复动。——《脉诀汇辨》

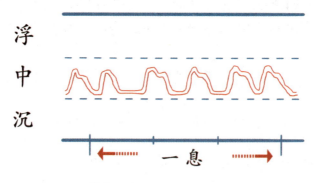

图 2-19　代脉示意图

【脉理】

1. 当人体气血亏虚，脏气衰微，或因伤风、痛极、惊恐、跌打损伤等因素以致脉气无法连续搏动，此时就会出现代脉。

2. 如妇女妊娠时出现代脉，这是因为体内的气血用于养胎的缘故。

【代脉特点】

寸、关、尺三部皆可见，脉来无力，时快时慢。脉管紧张度不足、充盈度不足。

疾脉

【古文经典语录】

疾为疾急，数之至极；七至八至，脉流薄疾。——《脉诀汇辨》

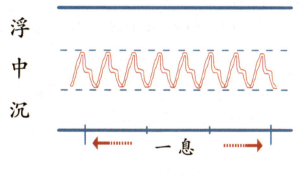

图 2-20　疾脉示意图

【脉理】

1. 当体内的实热炽盛时，由于热邪灼伤阴液，使得阳气亢奋，因此会出现脉象急疾的疾脉。

2. 如罹患阴液枯竭之虚证，由于阳气没有阴液可依附而浮越于外，此时也会出现脉象疾而无力的疾脉。

【疾脉特点】

疾脉在脉位、脉形和脉管上无特殊表现。其特点主要体现在频率上，较数脉频率要高，即每分钟脉搏次数多于数脉脉搏次数。

数脉

【古文经典语录】

数脉属阳，象为太过；一息六至，往来越度。——《脉诀汇辨》

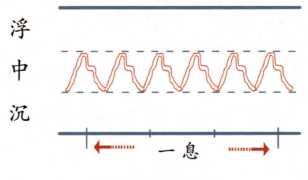

浮中沉

一息

图 2-21 数脉示意图

【脉理】

1. 当体内的邪热炽盛时，由于热邪灼伤阴液，以致阳气亢奋，气血急速地运行，因此会出现数脉。

2. 如是阴虚严重的患者，由于阴液亏虚，以致虚热内生，此时也会出现虚而无力的数脉。

【数脉特点】

数脉在脉位、脉形和脉管上无特殊表现。其特点主要体现在频率上，和正常脉象相比，数脉频率要高，即每分钟脉搏次数多于正常脉搏次数，大概90~130次。

【鉴别】

从脉率快于正常脉象角度分析，数脉与疾脉、滑脉和动脉有一定的相似性，具体差异如下：

1. 疾脉的脉率比数脉更快，每分钟在140次以上。

2. 与数脉相比，滑脉往来非常流畅，脉形圆滑。

3. 与数脉相比，动脉脉象短小，滑数而有力，诊脉时给医者一种摇摆不定的感受。

滑脉

【古文经典语录】

滑脉替替，往来流利；盘珠之形，荷露之义。——《脉诀汇辨》

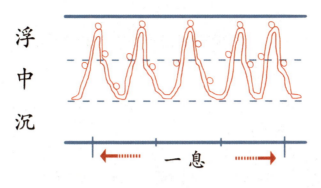

图 2-22　滑脉示意图

【脉理】

1. 当体内邪气雍盛时，如果人体正气强盛不衰减，与邪气斗争剧烈，以致气机实盛而血脉奔涌，因此脉象表现多为往来极为流利，指下圆滑而流畅无阻。

2. 当正常人出现滑脉时，这是由于气血充盛，血脉流畅的缘故，因此脉象必定表现为滑而和缓。

3. 女性妊娠时，也有可能出现滑脉，这是体内气血充盛且调和的表现。

【滑脉特点】

寸、关、尺三部皆可见，指下脉来圆滑，脉管内容物充足、圆滑。

动脉

【古文经典语录】

动无头尾，其形如豆，厥厥动摇，必兼滑数。——《脉诀汇辨》

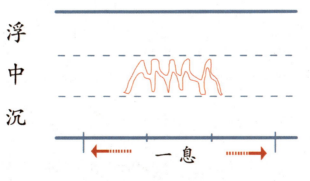

图 2-23　动脉示意图

【脉理】

1. 当体内因有瘀血、气滞等致病因素导致出现痛证时，容易造成阴阳失调；或当机体惊恐慌张时，则易导致气血紊乱，使得体内气血的运行升降失常，出现动脉。

2. 人体的气血失去约束而窜动不止，以致阴阳气血在脉管中相互搏击，也会出现摇摆不定的动脉。

【动脉特点】

多在关上，脉形黄豆大小，脉管在脉管之上，动摇不定。

细脉

【古文经典语录】

细直而软累累萦萦；状如丝线，较显于微。——《脉诀汇辨》

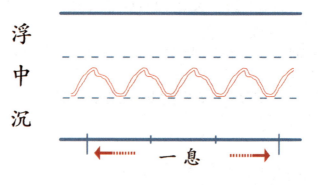

图 2-24　细脉示意图

【脉理】

1. 当人体气血亏虚时，由于血液不能充润脉管，阳气也不足以鼓动血液，因此就会出现脉体缩小而无力的细脉。

2. 当湿邪壅阻于内，或邪热深入营血时，也见出现细脉。

【细脉特点】

浮、中、沉取应指明显，脉形细、小、弱，脉管窄小如线，充盈不足。

【鉴别】

细脉与微脉有一定的相似性，细脉的脉形细小，却跳动明显，不似微脉的脉象模糊不清，若有若无。

微脉

【古文经典语录】

微脉极细，而又极软；似有若无，欲绝非绝。——《脉诀汇辨》

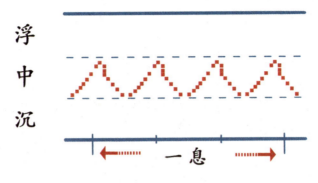

图 2-25　微脉示意图

【脉理】

当体内阳气或者阴液亏虚严重时，阳气不足，无力推动血液的正常循行，导致血液不能充润脉管，因此出现模糊不清，若有若无，欲绝非绝的微脉。

【微脉特点】

沉取仍觉不足，脉形极细，脉管紧张度低，按取柔软。

短脉

【古文经典语录】

短脉涩小，首尾俱俯；中间突起，不能满部。——《脉诀汇辨》

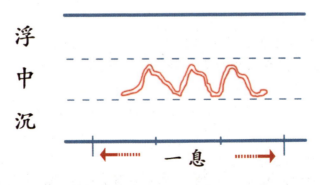

图 2-26　短脉示意图

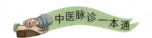

【脉理】

1. 短而无力：当阳气亏虚，无力推动血液运行时，会出现脉短且无力的短脉。

2. 短而有力：气滞、血瘀、痰饮、食积等因素，可能会导致脉气受阻而难以升张，此时就会出现短而有力的短脉。

【短脉特点】

未及寸和尺的外缘，脉形短，脉管充盈度不足。

【鉴别】

从脉形分析，短脉与动脉具有短小的特点。但是除此之外，动脉像豆子一般圆滑有力，摇摆不定。

实脉

【古文经典语录】

实脉有力，长大而坚；应指愊愊，三候皆然。——《脉诀汇辨》

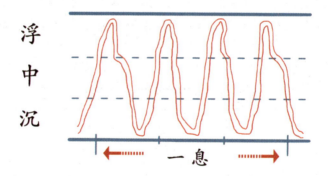

图 2-27　实脉示意图

【脉理】

当体内邪气亢盛而正气不虚时，邪气与正气相互搏击，使得脉管内的气血壅阻而亢盛，脉管坚硬而饱满，因此脉来时跳动坚实而有力。

【实脉特点】

寸、关、尺，浮、中、沉均有力，脉形大、长，脉症实证，脉管宽大充实，搏动力量强。

【鉴别】

从脉势分析，实脉、紧脉和洪脉都具有脉势较强的特点，具体差异如下：

1. 与实脉相比，洪脉更加急切，但是有来盛去衰的特点，沉取时反而衰弱。

2. 与实脉相比，紧脉脉象更为紧绷，像绳索一样。

紧脉

【古文经典语录】

紧脉有力，左右弹人；如绞转索，如切紧绳。——《脉诀汇辨》

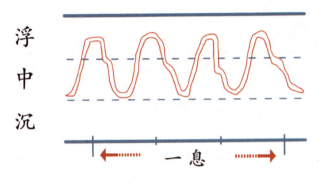

图 2-28　紧脉示意图

【脉理】

当寒邪侵袭人体后，由于寒邪的特性为收引凝滞，以致脉管紧缩而拘急，因此出现脉来绷急的紧脉。

【紧脉特点】

寸、关、尺三部浮中沉位皆有，脉形紧绷的旋转拉紧的绳子，脉管紧张度增大、力度变大。

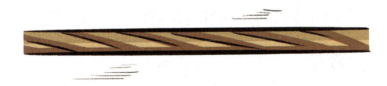

图 2-29　拉紧的绳子

【鉴别】

紧脉和弦脉脉象都比较紧张，具有一定相似性。但是，弦脉弹性更大，并且会有转动感。

弦脉

【古文经典语录】

弦如琴弦，轻虚而滑；端直以长，指下挺然。——《脉诀汇辨》

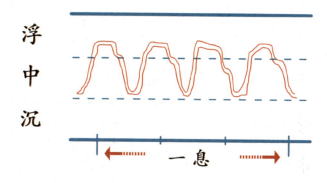

图 2-30　弦脉示意图

【脉理】

1. 如果邪气雍滞于体内，以致肝的疏泄功能失常，气机雍塞不畅时，就会出现弦脉。

2. 瘀血痛证，或痰饮雍结等病理因素也会导致气机阻滞，阴阳不和，从而脉气紧张不畅，也会出现弦脉。

【弦脉特点】

寸关尺三部皆可见，脉形像按在琴弦上面，脉管紧张度增大。

长脉

【古文经典语录】

长脉迢迢，首尾俱端，直上直下，如循长竿。——《脉诀汇辨》

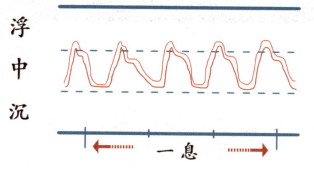

图 2-31　长脉示意图

【脉理】

正常人也会出现长脉，表现为脉气畅通，脉象长而柔缓；如体内的肝阳亢盛，或阳盛内热，邪气与正气斗争激烈，会出现脉象长直而强硬的长脉。

【长脉特点】

长度超过寸、关、尺三部，脉形长，脉管或充实旺盛，或细弱无力。

【鉴别】

长脉与弦脉有一定相似性，具体差异如下：

1. 从脉位分析，长脉的长度比弦脉更长，超过寸、关、尺三部，比正常脉的范围更大。

2. 相比长脉，弦脉脉管更加紧绷，像琴弦一样，不够圆滑。

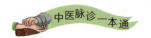

第三章 二十八脉主病与治疗

浮脉

【主病诗】

浮脉为阳表病居，迟风数热紧寒拘。浮而有力多风热，无力而浮是血虚。寸浮头痛眩生风，或有风痰聚在胸。关上土衰兼木旺，尺中溲便不流通。（主病诗出自《濒湖脉学》，下不出注。）

【正文】

浮脉多主表证，包括表实证和表虚证，最常见于感冒等疾病。浮脉长与紧脉、弦脉等同时出现，见于失眠、抑郁症、肺炎、慢性胃炎等疾病。

（一）右关浮——胃气胀

典型表现	A.反酸：口里经常感觉有酸水，甚至可能吐出清水样物； B.嗳气：即老百姓常说的打嗝； C.痞满：即老百姓常说的胃胀不消化。
潜在疾病	慢性胃炎、肠息肉等。
治疗原则	肝胃不和：疏肝理气；脾胃虚寒：温胃散寒； 脾胃虚弱：补中益气；胃中痰火：清热化痰； 痰湿内阻：祛湿化痰。

（二）左寸浮紧——心火过盛

典型表现	A.夏季炎热或因着急上火，导致夜晚难以入睡； B.口舌易长口腔溃疡、舌尖红； C.体型瘦小但是脾气易急躁，睡眠较少但精力旺盛。
潜在疾病	口腔溃疡、失眠、躁狂等。
治疗原则	清心泻火、凉血安神。

（三）右寸浮紧——伤风感冒

典型表现	A. 恶寒严重，可能微微发热； B. 头痛，全身肌肉痛，鼻塞，流清鼻涕； C. 咳嗽吐痰，痰色发白；不口渴，或者口渴喜欢喝热水；舌苔薄白。
潜在疾病	感冒、咳嗽、肺炎、哮喘等。
治疗原则	解表散寒。

（四）左关浮弦——肝气郁

典型表现	A. 喜欢安静，不太喜欢与他人交流； B. 易感觉工作压力大、身心疲倦； C. 肋胁部可能会出现间歇性疼痛，并且疼痛的位置不固定； D. 时常感到胸闷； E. 疼痛感觉在嗳气后会减轻。
潜在疾病	甲减、抑郁症等。
治疗原则	疏肝解郁。

洪脉

【主病诗】

脉洪阳盛血应虚，相火炎炎热病居。胀满胃翻须早治，阴虚泄痢可愁如。寸洪心火上焦炎，肺脉洪时金不堪。肝火胃虚肝内察，肾虚阴火尺中看。

【正文】

洪脉多主热证，正邪搏斗剧烈，正气充盛，与邪相争，气血激荡，邪热壅盛，多数寸关洪实有力，表现出口渴、大汗等一派热象。结合具体部位，左寸为心，出现洪脉多表现为心烦急躁；右寸为肺，多为肺热壅盛，胸满口干；左关为肝，多为肝火亢盛，胁胀口苦；右关为胃，胃热炽盛，咽燥便秘；尺为肾，多为疾病晚期真阴枯竭。

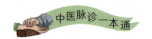

（一）左寸洪——心火炽盛

典型表现	A.舌尖红，舌尖容易起溃疡； B.心烦意乱，焦躁不安； C.入睡困难。
潜在疾病	口腔溃疡，中暑，甲状腺功能亢进，主动脉瓣关闭不全。
治疗原则	清热泻火，宣发郁热。

（二）右寸洪——肺热壅盛

典型表现	A.胸闷，呼吸不顺畅； B.口舌干燥，口渴，喜喝冷水； C.大便干燥且排便困难。
潜在疾病	咳嗽，便秘，高血压。
治疗原则	清泄肺热。

（三）左关洪——肝火上炎

典型表现	A.急躁易怒； B.早上起床后感觉口干或者口苦； C.胁肋胀满，甚至胁痛； D.小便黄赤，大便干结。
潜在疾病	高血压，崩漏。
治疗原则	清肝泻火，凉肝息风。

（四）右关洪——胃热满胀

典型表现	A.胃胀，反酸，拒绝按压； B.嗳气； C.口臭； D.容易饥饿，食量大，但体重增加不明显； E.大便干结，排便困难。
潜在疾病	便秘，胃炎，胃溃疡。
治疗原则	滋阴润燥，苦降通腑。

（五）双尺洪——真阴枯竭

典型表现	A.皮肤干燥，皲裂； B.咽喉肿痛； C.睡眠不佳。
潜在疾病	失眠，干燥综合征。
治疗原则	滋补肾阴。

濡脉

【主病诗】

濡为亡血阴虚病，髓海丹田暗已亏。汗雨夜来蒸入骨，血山崩倒湿侵脾。寸濡阳微自汗多，关中其奈气虚何。尺伤精血虚寒甚，温补真阴可起疴。

【正文】

主要代表气血亏虚证，临床上常见胃肠型感冒，表现为气血不足，食欲不振，恶心呕吐等。

（一）左寸濡——心气血亏虚

典型表现	A 心慌心烦，情绪急躁； B.睡眠较浅，容易醒。
潜在疾病	失眠。
治疗原则	滋阴降火。

（二）右寸濡——肺气虚

典型表现	A.出现持续低热，抵抗力较差； B.怕风，容易出汗。
潜在疾病	感冒，鼻窦炎。
治疗原则	补养肺气，滋阴润肺。

（三）左关濡——肝血不足

典型表现	A.关节僵硬，活动不利； B.视物模糊或者视力下降； C.面色发白，指甲干灰。
潜在疾病	贫血，耳鸣，耳聋。
治疗原则	补肝养血。

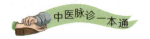

（四）右关濡——脾虚脾湿

典型表现	A. 腹部胀满，消化不良； B. 饮食较少，食欲不佳，困倦乏力； C. 腹部肥胖松软。
潜在疾病	疲劳综合征，肥胖。
治疗原则	健脾养胃。

（五）双尺濡——精亏火衰

典型表现	A. 情绪低落，精神萎靡，对外界事物没有兴趣； B. 小便色清； C. 四肢冷，手足冰凉； D. 腰部冷痛； E. 男性可能有阳痿、遗精等表现。
潜在疾病	阳痿，抑郁，坐骨神经痛。
治疗原则	滋补肾阴肾阳。

散脉

【主病诗】

左寸怔忡右寸汗，溢饮左关应软散。右关软散胻肿，胕居两尺魂应断。

【正文】

多见于久病气血虚衰、惊吓过后和某些心脏病患者。首先要辨证明确，而这三者的共同点在于心气虚、脉象散乱，所以都要安心静养。对于散脉患者情绪的调养是很重要的，尤其要避免惊吓。

（一）左寸散——心气散

典型表现	A. 常常心悸、心慌，且常伴气短喘促； B. 入睡困难，且睡眠较浅、多梦、易惊醒； C. 容易出现低烧，额头容易出汗。
潜在疾病	心律不齐、冠心病等。
治疗原则	宁心安神、补心气。

（二）右寸散——肺气散

典型表现	A.经常咳嗽，并时常感觉忧伤； B.夜里睡觉或休息时会忽然出一身冷汗； C.抵抗力差、怕冷，容易感冒，抵抗力差。
潜在疾病	慢性支气管炎、慢性肺炎、肺结核等。
治疗原则	收敛肺气。

（三）左关散——肝气散

典型表现	胆小，易受惊吓、少气乏力。
潜在疾病	肝炎、脂肪肝、肝硬化等。
治疗原则	滋补肝气、镇静安神。

（四）右关散——脾气虚

典型表现	A.小腹胀满，但是喜按； B.面色发黄、无光泽，呕吐； C.形体消瘦但小腹凸起； D.手足水肿。
潜在疾病	脾大、胃胀等。
治疗原则	实证：消食导滞；虚证：滋补养虚。

（五）双尺散——肾阴阳两虚

典型表现	A.久病卧床，导致元气离散； B.孕妇分娩时或产后，体力大量散失、耗气严重； C.某些急症或重伤，出现暂时的散脉； D.药食物中毒等。
潜在疾病	病危、流产、早产。
治疗原则	阴阳并补，益精填髓。

芤脉

【主病诗】

寸芤积血在于胸，关内逢芤肠胃痈。尺部见之多下血，赤淋红痢漏崩中。

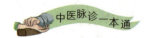

【正文】

之所以脉的体现是中央空两边实，也就是脉里面的内容物变少了，甚至近无。通常只有在大出血、长时间失精漏精、吐泻不止引起的津液大量丢失等情况出现。一般出现这种紧急情况，就会到医院输血输液，这样芤脉的表现也就很快消失了。因此也称芤脉是一种过渡脉。

典型表现	A.因外伤导致失血过多； B.月经量多，月经延期； C.脏腑出血。
潜在疾病	贫血、消化道出血、痔疮、造血功能障碍等。
治疗原则	补气养血。

革脉

【主病诗】

革脉形如按鼓皮，芤弦相合脉寒虚。女人半产并崩漏，男子营虚或梦遗。

【正文】

在《说文解字》中，对革的解释是去了毛的兽皮，触之觉硬。所以革脉在浮取时感觉像皮革一样，再用力时就会觉得空虚，内虚而外实。

典型表现	A.腿部容易抽筋、毛发干枯； B.神疲乏力、少气懒言等。
潜在疾病	女子小产、崩漏，男子遗精。
治疗原则	补血填精。

沉脉

【主病诗】

沉潜水蓄阴经病，数热迟寒滑有痰。无力而沉虚与气，沉而有气积并寒。寸沉痰郁水停胸，关主中寒痛不通。尺部浊遗并泄痢，肾虚腰及下元痌。

【正文】

沉脉多与身体内部的疾病相关，主里证。如果脉沉有力，则多为里实，邪盛内郁，正邪相争于里，阳气被遏，无法鼓动脉气于外，因此脉沉而有力，气滞、血瘀、食积、痰饮等病证常见此脉象；如果脉沉而无力，多为里虚，气血不足或阳虚气少的人，阳气无力升举鼓动脉气而脉沉、无力，可见于各脏腑的虚证。

（一）右寸沉兼滑或涩——痰瘀互结于肺

典型表现	A. 肥胖； B. 胃脘不适、呕吐； C. 心胸烦闷； D. 入睡困难或睡眠质量差。
潜在疾病	肺炎、肺结节等。
治疗原则	理气开郁化痰。

（二）左寸沉弦——饮停胸胁

典型表现	A. 胸胁胀满、疼痛； B. 呼吸困难，喘息不能平卧。
潜在疾病	心包积液、胸腔积液等。
治疗原则	泻肺逐饮。

（三）左关沉弦——肝气郁结

典型表现	A. 爱生闷气； B. 胸胁疼痛，且疼痛的位置不固定。
潜在疾病	肝炎、脂肪肝、胆结石、乳腺增生、子宫肌瘤等。
治疗原则	疏肝解郁。

（四）右关沉缓——脾阳虚

典型表现	A. 腹部隐痛、大便不成形、畏寒肢凉； B. 久病而体虚。
潜在疾病	腹泻、慢性胃肠炎、肠易激综合征等。
治疗原则	温阳健脾。

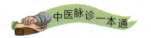

（五）尺沉——寒凝致痛经

典型表现	A.月经延期、量少且有深色血块； B.腹痛难以忍受，拒按，热敷后疼痛减轻； C.痛经时面色发青发白，四肢手脚发凉，怕冷，舌苔白。
潜在疾病	月经不调、子宫腺肌症等。
治疗原则	温经散寒止痛。

（六）双尺沉细——肾气不足

典型表现	A.盗汗，也就是睡时会大量汗出，傍晚时低热； B.青少年时出现较多的头发变白。
潜在疾病	早衰，青少年白发等。
治疗原则	固精填髓、补精益气。

伏脉

【主病诗】

伏为霍乱吐频频，腹痛多缘宿食停。蓄饮老痰成积聚，散寒温里莫因循。食郁胸中双寸伏，欲吐不吐常兀兀。当关腹痛困沉沉，关后疝疼还破腹。

【正文】

典型表现	A.上吐下泻； B.觉咽中有痰，咳不出； C.关节冷痛。
潜在疾病	霍乱、风湿病、肢体麻木、痛风等。
治疗原则	伏邪外达，引邪外出。

弱脉

【主病诗】

弱脉阴虚阳气衰，恶寒发热骨筋痿。多惊多汗精神减，益气调营急早医。寸弱阳虚病可知，关为胃弱与脾衰。欲求阳陷阴虚病，须把神门两部推。

【正文】

弱脉多代表气血亏虚，针对寸关尺不同位置而代表不同意义，比如寸弱代表心肺阳虚，关弱代表脾胃阳虚，尺弱代表肾阴肾阳不足。

（一）左寸弱——心气心阳虚

典型表现	A.手足汗出； B.心悸，心慌气短； C.睡眠质量差，入睡困难。
潜在疾病	心慌，失眠。
治疗原则	滋补心气，温补心阳。

（二）右寸弱——肺气虚

典型表现	A.乏力气短； B.容易感冒； C.皮肤干燥皲裂。
潜在疾病	感冒，干燥综合征。
治疗原则	宣降气机，滋补肺气。

（三）左关弱——肝气血虚

典型表现	A.眼干眼涩，视力下降； B.头发干枯毛躁； C.脸色苍白，指甲灰白； D.四肢乏力，肌肉松软。
潜在疾病	近视，贫血。
治疗原则	滋阴养血。

（四）右关弱——脾胃气虚

典型表现	A.腹泻，大便不成形； B.神疲乏力，睡眠质量不佳。
潜在疾病	慢性胃肠病。
治疗原则	健脾养胃。

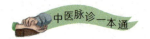

（五）双尺弱——肾阳虚

典型表现	A.手脚冰凉，冬天更甚； B.小腹冷痛； C.怕冷； D.男性可能出现阳痿，不育，女性可能会不孕。
潜在疾病	流产，不孕不育。
治疗原则	温补肾阳。

牢脉

【主病诗】

寒则牢坚里有余，腹心寒痛木乘脾。疝㿗癥瘕何愁也，失血阴虚却忌之。

【正文】

牢脉在多数情况下是实寒证的表现，但有的虚证也会出现牢脉。如大量失血、久病体虚的病人，对他们而言就是比较危险了。

典型表现	A.怕冷、肢体疼痛僵硬； B.面色苍白、体虚乏力。
潜在疾病	痛经、关节炎、痛风、风湿病等。
治疗原则	补火助阳、温经通脉。

迟脉

【主病诗】

迟司脏病或多痰，沉痼癥瘕仔细看。有力而迟为冷痛，迟而无力定虚寒。寸迟必是上焦寒，关主中寒痛不堪。尺是肾虚腰脚重，溲便不禁疝牵丸。

【正文】

迟脉多代表阴证、寒证。

（一）右寸迟——寒邪客肺

典型表现	A. 咳嗽喘息，咳清白痰； B. 畏寒肢凉。
潜在疾病	感冒、咳嗽、哮喘、肺炎等。
治疗原则	温肺散寒、止咳平喘。

（二）左寸迟而无力——寒凝心脉、心气虚寒

典型表现	A. 经常心悸气短，易感冒，症状较重，面部红肿； B. 睡眠质量差，多梦话，易醒。
潜在疾病	慢性心脏病等。
治疗原则	A. 心气虚：补养心神、益气安神； B. 寒凝经脉：温经通脉、扶助心阳。

（三）尺沉而无力——肾虚寒

典型表现	A. 腰酸背痛，下肢乏力； B. 小腹胀满，喜温喜按； C. 大便不成形，排便不规律。
潜在疾病	五更泻、不孕不育。
治疗原则	补肾填精。

缓脉

【主病诗】

缓脉营衰卫有余，或风或湿或脾虚。上为项强下痿痹，分别浮沉大小区。寸缓风邪项背拘，关为风眩胃家虚。神门濡泄或风秘，或是蹒跚足力迁。

【正文】

缓脉多见于湿证或脾胃虚弱。

典型表现	A. 食欲欠佳，腹泻； B. 肥胖； C. 神疲乏力，气短懒言。
潜在疾病	高血脂、高血糖、高血压、胆囊炎、脂肪肝等。
治疗原则	益气健脾、化痰除湿。

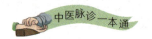
涩脉

【主病诗】

涩缘血少或伤精，反胃亡阳汗雨淋。寒湿入营为血痹，女人非孕即无经。寸涩心虚痛对胸，胃虚胁胀察关中。尺为精血俱伤候，肠结溲淋或下红。

【正文】

涩脉与各种气血瘀滞的原因密不可分。同时，虚证导致的气血运行不畅，也会见到涩脉，这时一般涩而无力。

（一）左寸涩

典型表现	A.闷闷不乐，情绪不佳； B.胸闷胸痛； C.嘴唇、指甲为青紫色，舌色偏暗； D.抵抗力差，易感冒。
潜在疾病	心悸、胸闷、胸痛等。
治疗原则	补心安神、理气活血。

（二）右寸涩

典型表现	A.咳嗽、鼻塞、咽喉发痒、白痰； B.发热无汗，全身肌肉酸痛，头胀痛。
潜在疾病	咳嗽、感冒。
治疗原则	祛风散寒、止咳化痰。

（三）左关涩

典型表现	A.精神不佳； B.乏力； C.肌肉酸痛； D.食欲差。
潜在疾病	抑郁症。
治疗原则	养肝补血、活血化瘀。

（四）右关涩

典型表现	A. 腹泻，便溏； B. 食欲不佳，腹胀； C. 体弱乏力。
潜在疾病	消化不良、积食、小儿挑食。
治疗原则	健脾祛湿。

（五）双尺涩

典型表现	A. 腰膝酸软、困倦乏力，精神恍惚； B. 男子阳痿、早泄或不育； C. 女子经量减少、不孕，甚至绝经； D. 小腹发冷、疼痛，热敷缓解； E. 耳鸣、耳聋、眼花、脱发。
潜在疾病	不孕不育、早衰等。
治疗原则	补肾安神。

结脉

【主病诗】

结脉皆因气血凝，老痰结滞苦沉吟。内生积聚外痈肿，疝瘕为殃病属阴。

【正文】

典型表现	出现心慌、心悸等症状；心胸部位及后背心脏反映区疼痛。
潜在疾病	冠心病、缺血性心脏病、风湿性心脏病等。
治疗原则	A. 一过性：以休息为主； B. 持续性需要辨证论治：①心气不足：提升阳气；②阴寒偏盛：温阳散寒；③肝气郁滞：疏肝解郁。

数脉

【主病诗】

数脉为阳热可知，只将君相火来医。实宜凉泻虚温补，肺病秋深却

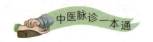

畏之。寸数咽喉口舌疮，吐红咳嗽肺生疡。当关胃火并肝火，尺属滋阴降火汤。

【正文】

数脉，大多与热证相关，有力为实热，无力为虚热。当人体体温升高时，脉搏次数也会相应增加。外感热证初起，脏腑热盛，血行加速，脉快而有力为实热。阴虚火旺者，津血不足，而内生虚热，脉数但无力为虚热，脉象一般表现为细数。

（一）左寸数而有力——心实热

典型表现	A.口舌生疮、舌尖发红、面色潮红、声音有力； B.全身发热不怕凉； C.情志郁结烦闷。
潜在疾病	口腔溃疡、口疮等。
治疗原则	清热泻火。

（二）右寸浮数而有力——风热犯肺

典型表现	A.咳嗽，咳黄色黏痰，不易咳出； B.咽喉干痒疼痛、头晕、头痛、舌头发红等症状。
潜在疾病	感冒、发烧等。
治疗原则	A.外感风热：清热解毒、止咳化痰； B.久病阴虚：养阴清虚热。

（三）左关数——肝热郁结

典型表现	A.急躁易怒，眼睛干痒红肿，眼屎增多； B.口酸口苦，晨起较重，或者口臭，甚至呕血； C.失眠多梦，且入睡后易感到烦躁。
潜在疾病	酒精性肝炎、肝硬化、脂肪肝等。
治疗原则	A.肝经积热：清肝泻火； B.肝气郁结：疏肝理气，清散肝火； C.阴虚发热：清退虚热、补血养阴。

（四）右关数——胃火盛

典型表现	A.食欲旺盛，饮食较多易饥饿，但是体重正常或偏瘦； B.口唇干燥，喜饮冷水； C.小便黄，排尿热痛。
潜在疾病	胃炎、甲亢等。
治疗原则	健脾清胃。

（五）双尺数而无力——肾虚热

典型表现	A.腰膝酸软，腰背僵硬紧张； B.面色灰暗； C.小便黄且有发热； D.牙齿松软、耳鸣耳聋等。
潜在疾病	慢性肾炎、糖尿病肾病、肿瘤晚期等各种消耗性疾病。
治疗原则	滋阴养肾。

疾脉

【正文】

《脉义简摩》云：主其有三：一曰气郁，一曰气虚，一曰气脱。疾脉的出现多在急性热病较重，甚至危及生命的时候。所以，是一种比较为少见的脉象。

典型表现	高热不退、昏迷、神昏谵妄等。
潜在疾病	心肌炎、结核等。
治疗原则	清热泻火，镇静安神。

促脉

【主病诗】

促脉惟将火病医，其因有五细推之。时时喘咳皆痰积，或发狂斑与毒疽。促主阳盛之病。

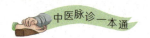

【正文】

典型表现	心悸、心慌、胸闷、胸痛等。
潜在疾病	躁狂症、肿瘤等。
治疗原则	驱毒散热、滋阴补肾。

动脉

【主病诗】

动脉专司痛与惊，汗因阳动热因阴。或为泄痢拘挛病，男子亡精女子崩。

【正文】

因动脉不常见，所以对于古人来说，他们认为脉象显现出动脉的人一般只剩半年左右的寿命，而按现代医学来讲，动脉体现的是窦性心律异常，在人体表现上常见的有心肌炎、各类心脏病等。

典型表现	A.各种疼痛，关节不利； B.胆小，易受惊吓。
潜在疾病	心绞痛、风湿病等。
治疗原则	理气活血。

虚脉

【主病诗】

脉虚身热为伤暑，自汗怔忡惊悸多。发热阴虚须早治，养营益气莫蹉跎。血不荣心寸口虚，关中腹胀食难舒。骨蒸痿痹伤精血，却在神门两部居。

【正文】

虚脉主一切虚证，大多数情况下会出现寸、关、尺皆虚的情况。所以虚脉诊病，应该各方面因素综合考量，以确定身体"虚"在哪。结合经验发现，脉迟而虚者多为阳虚，脉数而虚者多为阴虚。左寸代表心，虚多为气血两虚，惊悸怔忡；右寸代表肺，虚多为肺气虚，自汗气短；左关代表肝，虚多为血不荣筋；右关代表脾，虚多为消化不良、胃胀、完谷不化；尺虚则为阳衰，表现腰膝酸软。

（一）左寸虚——心气血两虚

典型表现	A. 神疲乏力； B. 睡眠较浅，易醒； C. 面色苍白，唇色淡。
潜在疾病	失眠、贫血。
治疗原则	补血安神。

（二）右寸虚——肺气虚

典型表现	A. 低声咳嗽，乏力； B. 怕风，动则汗出； C. 容易感冒。
潜在疾病	慢性支气管炎（老慢支）、慢性支气管扩张（支扩）、肺气肿、肺心病等。
治疗原则	补益肺气。

（三）左关虚——肝血虚

典型表现	A. 面色发白，发枯，指甲无光泽； B. 无精打采、头晕目眩； C. 肢体关节麻木或者活动不利； D. 女性月经量少或延期，甚至停经。
潜在疾病	失血、贫血等。
治疗原则	补血养肝。

（四）右关虚——脾胃虚

典型表现	A. 腹胀、消化不良； B. 大便稀、不成形。
潜在疾病	慢性肠胃炎、消化性溃疡等。
治疗原则	益气健脾、温中和胃。

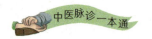
（五）双尺虚——肾虚

典型表现	A. 腰膝酸软，下肢水肿； B. 畏寒肢凉或潮热盗汗； C. 少白头，说梦话、磨牙； D. 男子遗精或阳痿，女子过早闭经或经期量少。
潜在疾病	慢性肾炎、糖尿病肾病等。
治疗原则	肾阳虚：温阳补肾；肾阴虚：滋阴补肾。

细脉

【主病诗】

细脉萦萦血气衰，诸虚劳损七情乖。若非湿气侵腰肾，即是伤精汗泄来。寸细应知呕吐频，入关腹胀胃虚形。尺逢定是丹田冷，泄痢遗精号脱阴。

【正文】

细脉主要代表虚弱证，形成多是因为气血亏虚，气无力推动血液运行，脉管中的血量较少，无法充盈脉管，所以感觉柔弱无力，像细线一样。除外气血亏虚的原因，细脉还可以由于实邪阻滞，比如湿、痰、瘀阻滞气机，血行不畅而呈现出细脉。

（一）左寸细——心血虚

典型表现	A. 面色发白； B. 心悸，心慌，睡眠质量不佳，入睡困难； C. 头晕，健忘。
潜在疾病	贫血。
治疗原则	补气养血。

（二）右寸细——肺气虚

典型表现	A. 说话声音较小； B. 胸闷气短； C. 怕风，容易感冒。
潜在疾病	哮喘，咳嗽，感冒。
治疗原则	补肺益肾。

（三）左关细——肝血虚

典型表现	A. 面色苍白无血色，指甲淡白； B. 耳鸣、耳聋； C. 夜间心烦，汗出过多； D. 女性月经量少。
潜在疾病	贫血，闭经。
治疗原则	滋阴补血。

（四）右关细——脾胃气血虚

典型表现	A. 食欲不好，不容易饿； B. 腹胀腹痛； C. 神疲乏力； D. 排便不畅。
潜在疾病	便秘，腹痛。
治疗原则	健养脾胃。

（五）双尺细——肾气阴虚

典型表现	A. 腰膝酸软，双腿乏力； B. 男性可能出现遗精的情况，女性可能出现月经量减少，甚至闭经。
潜在疾病	痛经，闭经，遗精。
治疗原则	补养肾精。

微脉

【主病诗】

气血微兮脉亦微，恶寒发热汗淋漓。男为劳极诸虚候，女作崩中带下医。寸微气促或心惊，关脉微时胀满形。尺部见之精血弱，恶寒消瘅痛呻吟。

【正文】

微脉一般出现在气血阴阳俱虚的情况，第一种情况是，久病重病患者，因为人体不断与病邪搏斗，消耗正气而致；第二种情况是，急症患者，因发病迅猛，多脏腑迅速衰竭所致。

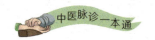

典型表现	A. 面色苍白，无血色； B. 全身乏力，疲惫感； C. 精神萎靡。
潜在疾病	贫血，肿瘤，心衰。
治疗原则	补气养血，回阳救逆。

代脉

【主病诗】

代脉元因脏气衰，腹痛泄痢下元亏。或为吐泻中宫病，女子怀胎三月兮。

【正文】

代脉主脏气衰微，其病危重，多是心气绝，心脏病的表现，脉势缓慢并且出现有规则但是时间较长的间歇。脏气衰微、风证、痛证、惊恐、跌打损伤等也可以出现代脉，体质异常或妊娠妇女也可见代脉，但脉象有力、和柔、均匀。因此，临证时应结合病人表现仔细分析。

典型表现	各种疼痛表现。
潜在疾病	心肌梗塞、肿瘤引起的全身剧痛。
治疗原则	培补心阳、安心养神、消瘀止痛。

短脉

【主病诗】

短脉惟于尺寸寻，短而滑数酒伤神。浮为血涩沉为痞，寸主头疼尺腹疼。

【正文】

一般来说，短脉代表人体的内部出现一定的阻滞，导致气血流通不畅时，比如气虚、气郁、气滞和气逆等。

典型表现	A. 气虚：气短懒言、怕冷、动则汗出，头晕目眩； B. 气郁：情绪低落、腹胀、嗳气、声细无力，重者呕吐、甚至吐血； C. 气滞：气滞在肝表现为易怒，气滞在肺表现为多痰，气滞在经络则表现为疼痛； D. 气逆：一般分肺气逆和胃气逆两种，肺气逆的表现为咳嗽，胃气逆则表现为呃逆。
潜在疾病	1. 气虚：抵抗力低下等； 2. 气郁：脂肪肝，女性乳腺增生、甲状腺结节等； 3. 气滞：痛风、关节炎等； 4. 气逆：咳嗽、胃炎等。
治疗原则	气虚：补气调护； 气郁：疏肝理气； 气滞：宜活血行气和温阳补气； 气逆：降气泄火。

实 脉

【主病诗】

实脉为阳火郁成，发狂谵语吐频频。或为阳毒或伤食，大便不通或气疼。寸实应知面热风，咽疼舌强气填胸。当关脾热中宫满，尺实腰肠痛不通。

【正文】

实脉主诸多实证，也可见于正常人，但一定还兼有从容缓和的感觉，而且没有病理方面的表现。实脉大多数表现为两只手的寸、关、尺六部脉都大而有力，这种情况被称为"六阳脉"，是正气充足，气充血旺的表现。但要警惕素体虚弱，突然出现实脉的情况，可能是由于阳气暴脱所致。具体分析，针对"实"的部位的不同情况，来确定不同的病因病机。左寸为心，实多为心火上炎，舌体不灵活，甚至晕厥；右寸为肺，实多为热邪壅肺，咽痛胸闷；左关为肝，实多为肝阳上亢，口苦胁胀；右关为脾，实多为腹胀脘闷；尺脉位置靠下，反映躯体下位病变，双尺实多为肠热便结。

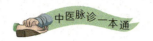

（一）左寸实——心火上炎

典型表现	A.舌体僵硬，活动不灵活； B.言语表达不清，甚至晕厥。
潜在疾病	眩晕，言语不清。
治疗原则	清心降火。

（二）右寸实——肺热壅盛

典型表现	A.咳嗽有力，咳声洪亮； B.咽喉肿痛； C.胸闷气短，胸痛； D.手足汗出。
潜在疾病	感冒，咽炎。
治疗原则	清泄肺热。

（三）左关实——肝阳上亢

典型表现	A.脾气急躁易怒； B.头晕，头痛； C.口干，口苦； D.胁肋胀痛，甚至串痛、刺痛； E.排便困难，小便黄； F.女性月经量大。
潜在疾病	高血压，便秘。
治疗原则	平肝潜阳，滋阴清火。

（四）右关实——胃胀脘闷

典型表现	A.胃胀，按压有紧硬感，叩诊呈现鼓音； B.食欲不佳，感觉到饥饿但是吃不下东西； C.嗝气或矢气后自觉舒服。
潜在疾病	慢性胃炎，胃溃疡。
治疗原则	通腑行气。

（五）尺实——肠热

典型表现	A. 排便困难，大便干结； B. 小便灼热； C. 浑身发热，夜间更甚。
潜在疾病	便秘，结肠炎，痔疮。
治疗原则	清热泻火。

滑脉

【主病诗】

滑脉为阳元气衰，痰生百病食生灾。上为吐逆下蓄血，女脉调时定有胎。寸滑膈痰生呕吐，吞酸舌强或咳嗽。当关宿食肝脾热，渴痢淋看尺部。

【正文】

脉搏滑而平缓，就是健康的脉象，常见于气血旺盛的青壮年。如果女性停经两三个月出现滑脉，则可能是妊娠脉，也就是我们平时说的"喜脉"。病理性的滑脉多与痰湿、实热相关。

（一）左寸滑——心火旺

典型表现	A. 心情烦躁、心慌、失眠； B. 掌心发红发热、舌尖发红、可能伴有口臭。
潜在疾病	焦虑、心悸、失眠、躁狂症等。
治疗原则	清热泻火、镇静安神。

（二）右寸滑——痰饮阻肺

典型表现	A. 自觉有痰，且咳嗽时胸胁部牵扯痛； B. 气喘，不能俯卧，稍微动一下咳嗽和疼痛就会加剧。
潜在疾病	慢性咽炎、支气管炎、支气管扩张、肺炎等。
治疗原则	清肺化痰。

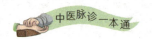

（三）左关滑——肝热上扰

典型表现	A. 急躁易怒； B. 晨起自觉口中发干、发苦。
潜在疾病	肝炎、脂肪肝、肝硬化等。
治疗原则	清热解毒、疏肝解郁。

（四）右关滑——肠胃宿食

典型表现	暴饮暴食，食后腹胀、腹痛。
潜在疾病	胃痉挛、胃炎、阑尾炎、肠息肉等。
治疗原则	脾胃虚弱：健脾益气、养护胃气；饮食寒凉：温胃散寒、滋补胃阳；饮食不节：消食导滞。

（五）双尺滑——肾阴虚火旺

典型表现	A. 小便发黄、发热，排尿时有灼热感； B. 手足心发热、出汗、盗汗； C. 头晕耳鸣、腰膝酸软； D. 男性可表现为遗精、早泄等症状。
潜在疾病	前列腺炎、尿道感染、糖尿病等。
治疗原则	滋补肾阴。

弦脉

【主病诗】

弦应东方肝胆经，饮痰寒热疟缠身。浮沉迟数须分别，大小单双有重轻。寸弦头痛膈多痰，寒热癥瘕察左关。关右胃寒心腹痛，尺中阴疝脚拘挛。

【正文】

弦脉出现的原因有很多，主要与弦的程度相关。春季时，很多人的脉象都会出现弦象，而且肝气旺的人，脉象也是偏弦的，这些都属于正常的脉象。多数弦脉与肝病有关，肝主筋、脉也属筋，脉管是否柔软与筋的弛缓强弱的特性相似。肝病多属于气郁，肝气失于条达则脉多弦，故称弦脉多主肝胆病变。

（一）左寸弦——心火旺

典型表现	心慌、头疼、盗汗。
潜在疾病	心悸、心绞痛、胸口痛等。
治疗原则	温散寒邪。

（二）右寸弦——水饮阻肺

典型表现	A.胸胁部发胀疼痛，可能有咳嗽时牵引胸部疼痛； B.抵抗力变差，容易引发感冒等。
潜在疾病	哮喘、气胸、肺气肿等。
治疗原则	温肺逐饮，宣降气机。

（三）左关弦——肝郁化火

典型表现	A.易生气上火、脾气急躁、眩晕头痛； B.不易入睡或睡时多梦、不安稳等； C.心情焦虑、易担心。
潜在疾病	肝炎、失眠、焦虑等。
治疗原则	疏肝泄热。

（四）右关弦——脾虚湿盛

典型表现	A.小腹胀满、恶心呕吐、泄泻、神疲乏力等； B.腹部有时感到疼痛难忍，严重时出现上吐下泻，得温痛减。
潜在疾病	脾大、泄泻、肠易激综合症等。
治疗原则	温胃散寒，健脾养胃。

（五）双尺弦

典型表现	A.跌打损伤； B.各种疼痛。
潜在疾病	风湿病、痛风、痛经等。
治疗原则	温通经络，散寒化结。

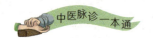

紧脉

【主病诗】

紧为诸痛主于寒，喘咳风痫吐冷痰。浮紧表寒须发越，紧沉温散自然安。寸紧人迎气口分，当关心腹痛沉沉。尺中有紧为阴冷，定是奔豚与疝疼。

【正文】

由于紧脉是脉管表现出"紧张"或"拘急"的象，所以紧脉多主寒、主痛。

典型表现	A.恶寒，怕冷、发热但无汗、肢体疼痛酸重； B.腹中冷痛、呕吐物较清稀、大便不成形、小便无色而长、怕冷、四肢手足发凉、面色苍白、舌淡苔白； C.剧烈的疼痛。
潜在疾病	伤寒感冒、肝脾肿大等。
治疗原则	外感风寒：辛温解表；阳虚/寒凝经脉：温经散寒。

长脉

【主病诗】

长脉迢迢大小匀，反常为病似牵绳。若非阳毒癫痫病，即是阳明热势深。

【正文】

正常人出现从容和缓的长脉，往往是气血充盛，长寿的表现。长脉可以兼有实虚两方面，针对不同的情况，采取不同的治法。不能单纯用寸关尺区分病因病机。

（一）长脉数疾——毒热内炽

典型表现	A.口腔溃疡，口舌生疮，反复发作； B.急躁易怒； C.大便秘结，小便黄赤。
潜在疾病	痤疮，便秘，咽喉肿痛。
治疗原则	清热泻火。

（二）长脉洪大——热盛神昏

典型表现	A. 狂躁发怒； B. 神志不清，言语不利。
潜在疾病	昏迷，精神分裂，狂躁症。
治疗原则	清热化痰，开窍醒神。

（三）长脉弦直——肝逆气冲

典型表现	A. 晨起口干口苦； B. 胁肋胀痛，甚至游走串痛； C. 自觉咽中异物感，吞咽不下。
潜在疾病	胆囊炎。
治疗原则	舒达肝气，条畅气机。

（四）长脉细弱——阳虚怯寒

典型表现	A. 怕冷； B. 手脚冰凉； C. 女性月经淋漓不尽； D. 痛经。
潜在疾病	贫血。
治疗原则	温阳益气。

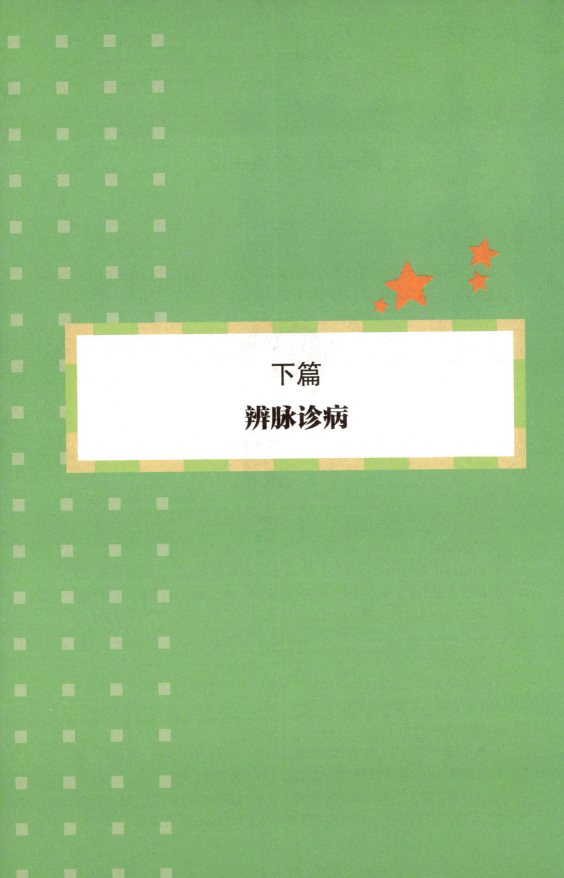

下篇

辨脉诊病

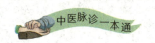

第一章　肺系病证

咳嗽

咳嗽是由六淫外邪侵袭肺系，或脏腑功能失调，内伤及肺，肺气不清，失于宣肃而成，临床以咳嗽、咯痰为主要表现。

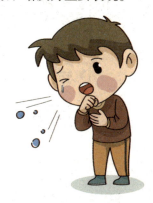

图 1-1　咳嗽

【病因病机】

根据致病因素的不同可以分为外感咳嗽与内伤咳嗽。外感咳嗽系外感六淫致肺气壅遏不宜；内伤咳嗽或由肺脏自病，肺气虚、肺阴虚致肺不能主气，肃降无权，或因肝、脾、肾等脏腑功能失调，形成痰、火而上干于肺，肺气上逆而成。

【西医病名】

西医学中急性、慢性气管炎或支气管炎，上呼吸道感染，肺炎等以咳嗽为主症的疾病可以参考本病。

【脉象辨别与分析】

1. 脉浮或浮紧　多为风寒袭肺所致。症状多表现为恶寒重，发热轻，咽痒，咳痰稀薄色白，常伴见鼻塞喷嚏、流清涕、无汗等，舌苔薄白。

2. 脉浮数或浮滑　多为风热犯肺所致。症状多表现为头痛身热恶风、咽喉肿痛、口渴、咳痰不爽、痰黏稠或稠黄、鼻流黄涕等，舌苔薄黄。

3. 脉细数 多为肺阴亏耗所致。症状多表现为干咳、痰少质黏，或痰中带有血丝、低热不退、午后颧红、盗汗、心烦少寐，舌质红少苔。

4. 脉濡数 多为痰湿蕴肺所致。症状多表现为咳嗽反复发作、咳声重浊，胸闷气憋，痰黏腻且稠厚、色白或带灰白色，舌苔浊腻。

5. 脉弦滑 多为肝火犯肺所致。症状多表现为呛咳气逆，甚至咳血，咳时面赤、咽干口苦，咳痰不爽，量少质黏，胸胁胀痛，舌质红或舌边红，苔薄黄而少津。

【方剂】

1. 风寒袭肺，使用三拗汤合止嗽散加减。

治法：疏风散寒，宣肺止咳。

方解：麻黄宣肺止咳；杏仁利肺降气；甘草调和诸药；荆芥、桔梗、陈皮疏风宣肺，化痰利咽；紫菀、百部温润止嗽；白前降气祛痰。

加减：若夹痰湿，咳而痰黏，胸闷，苔腻可加半夏、陈皮、茯苓燥湿化痰；表寒未解，里有郁热，可用麻杏石甘汤解表清里；若外束风寒，内有停饮，症见咳嗽上气，痰液清稀，胸闷气急，舌质淡红，苔白而滑，脉浮紧，治疗当散寒化饮，方以小青龙汤加减。

2. 风热犯肺，使用桑菊饮加减。

治法：疏风清热，宣肺止咳。

方解：本方用桑叶、菊花、薄荷疏风散邪，直透风热；杏仁、桔梗、甘草轻宣肺气，祛痰止咳；连翘、芦根清热生津。

加减：咳嗽甚者加前胡、枇杷叶、浙贝母清宣肺气，化痰止咳；咽痛、声哑，加射干、山豆根清热利咽；肺热内盛加黄芩、知母清肺泄热；若风热伤络，见鼻衄或痰中带血丝者，加白茅根、生地凉血止血。

3. 痰湿阻肺，使用二陈汤合三子养亲汤加减。

治法：燥湿化痰，理气止咳。

方解：二陈汤燥湿化痰，理气和中，三子养亲汤降气化痰以止咳。方中以白芥子温肺利气；苏子降气化痰；莱菔子消食导滞。

加减：若寒痰较重，加干姜、细辛以温肺化痰；脾虚明显者加党参、白术以健脾益气。

【中成药】

咳嗽致病因素较多，应根据不同的疾病与伴随症状选择恰当的中成药。

双黄连颗粒

组成：金银花、黄芩、连翘。

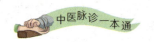

功效与主治：辛凉解表，清热解毒。用于风热感冒发热、咳嗽、咽痛。

注意事项：

1. 忌烟、酒及辛辣、生冷、油腻食物。

2. 不宜在服用本品期间同时服用滋补性中成药。

3. 风寒感冒者不适用，其表现为恶寒重、发热轻，无汗，鼻塞流清涕，口不渴，咳吐稀白痰。

4. 高血压、心脏病、肝病、糖尿病、肾病等慢性病严重者，孕妇或正在接受其他治疗的患者，均应遵医嘱。小儿、年老体虚者应在医师指导下服用。

5. 仔细阅读说明书。

二陈丸

组成：陈皮、半夏、茯苓、甘草。

功效与主治：燥湿化痰，理气和胃。适用于咳嗽痰多，胸部胀满，呼吸不畅，恶心呕吐，食欲不佳，舌淡红苔白等症状。

注意事项：

1. 本品不适用于黄痰。

2. 儿童、妇女、哺乳期孕妇、年老体弱者应在医师指导下服用。

风寒咳嗽颗粒

组成：陈皮、生姜、法半夏、青皮、苦杏仁、麻黄、紫苏叶、五味子、桑白皮、甘草（炙）。

功效与主治：温肺散寒，祛痰止咳。用于外感风寒，肺气不宣所致的咳喘，症见头痛鼻塞，痰多咳嗽，胸闷气喘等症。

注意事项：

1. 痰热咳嗽及阴虚干咳者忌服。

2. 孕妇、心脏病患者慎用。

黄龙咳喘胶囊

组成：黄芪、地龙、淫羊藿、生山楂、桔梗、鱼腥草、射干、麻黄（炙）、葶苈子。

功效与主治：益气补肾，宣肺化痰，止咳平喘。用于肺肾气虚，痰热郁肺之咳喘，以及慢性支气管炎见上述证候者。

注意事项：

1. 忌烟酒、辛辣、生冷、油腻厚味食物。不宜同服滋补性中药。

2. 高血压、心脏病患者和运动员慎用。

橘红丸

组成：化橘红、陈皮、半夏（制）、茯苓、甘草、桔梗、苦杏仁、紫苏子（炒）、紫菀、款冬花、瓜蒌皮、浙贝母、地黄、麦冬、石膏。

功效与主治：清肺，化痰，止咳。主治咳嗽痰多，痰不易咳出，胸闷口干。

注意事项：

1. 忌辛辣、油腻食物。

2. 孕妇慎用。

羚羊清肺丸

组成：羚羊角粉、浙贝母、桑白皮（蜜炙）、前胡、麦冬、天冬、苦杏仁（炒）、金果榄、大青叶、黄芩、板蓝根、牡丹皮、薄荷、熟大黄、天花粉、地黄、玄参、桔梗、枇杷叶（蜜炙）、金银花、栀子、甘草、陈皮。

功效与主治：清肺利咽，清瘟止嗽，润肺化痰。适用于肺胃热盛，感受时邪，身热头晕，四肢酸软，咳嗽痰壅，咽喉肿痛，鼻出血，咯血，口干舌燥。

注意事项：肺寒及气虚咳嗽者忌服。

蛇胆川贝液

组成：蛇胆汁、平贝母。

功效与主治：祛风止咳，散结化痰。适用于咳嗽气喘，呼吸粗大，痰黄黏稠不易咳出，发热咽痛，舌红苔黄。

注意事项：

1. 不适用于咳嗽伴发热怕冷、痰多色白、舌淡黯、腹胀满、大便溏的患者。

2. 本品性味寒凉，脾胃虚寒、孕妇、糖尿病患者慎用。

川贝枇杷糖浆

组成：贝母流浸膏、枇杷叶、桔梗、薄荷脑。

功效与主治：清热宣肺、化痰止咳。适用于咳嗽痰黄或咯痰不爽，咽喉肿痛，胸闷胀痛；感冒、支气管炎见上述证候者。

注意事项：服药期间忌食辛辣、油腻食物。

哮病

哮病是由于宿痰伏肺，遇诱因或感邪引触，以致痰阻气道，肺失肃降，气道挛急所致发作性的痰鸣气喘疾患，发作时以喉中哮鸣有声，呼吸气促困难，甚则喘息不能平卧为主要表现。哮病是内科常见病证之一，在我国北方

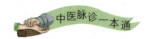

更为多见。本病呈发作性，一般以傍晚、夜间或清晨为最常见。发作前常有鼻痒、咽痒、喷嚏、流涕、咳嗽、胸闷等先兆症状。

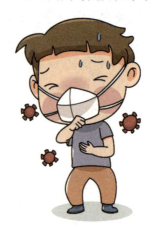

图 1-2　哮病

【病因病机】

哮病的发生，为宿痰内伏于肺，每因外邪侵袭、饮食不当、体质等诱因而引触，以致痰阻气道，肺失肃降，气道挛急，既是引起本病的重要原因，亦为每次发病的诱因，如气候突变、饮食不当、情志失调、劳累过度等俱可诱发，其中尤以气候因素为主。本病多在气候变化，由热转寒，及深秋、冬春寒冷季节时发病率增高。

【西医病名】

西医学中支气管哮喘、哮喘型支气管炎可以参考本病。

【脉象辨别与分析】

1. 脉浮紧　多为风寒束肺所致。症状多表现为呼吸急促，喉中哮鸣有声，胸膈满闷，咳痰稀薄色白；兼有头痛，身寒怕冷，面色晦暗或伴发热，口不渴或喜热饮；舌苔薄白而滑。

2. 脉弦滑　多为痰气互结所致。症状多表现为呼吸急促，哮鸣有声，胸闷胁胀，咳嗽痰多，痰白黏腻或呈泡沫状，短气喘促，端坐而不得平卧，舌苔白滑。

3. 脉滑数　多为痰热壅肺所致。症状多表现为呼吸气促，喉中哮鸣如吼，喘息气粗，胸部紧闷，痰多黏稠色黄，不易咳出；烦躁身热，口苦咽干，面红有汗，渴喜冷饮，便秘；舌质红、苔黄腻。

4. 脉沉细数　多为肺肾阴虚所致。症状多表现为动则喘促，口咽干燥，痰少而黏，耳鸣，腰膝酸软，五心烦热，舌质红、苔少。

5. 脉弱或细软 多为肺脾气虚所致。症状多表现为气短声低，倦怠无力，痰多质稀，自汗怕风，常易感冒，平素食少脘痞，大便不实，腹泻便溏，舌质淡、苔薄白或薄腻。

6. 脉微欲绝 多为阳气暴脱所致。症状多表现为神疲乏力，气短，呼吸微弱，面色青紫，汗出如油，吐泻不止，四肢厥冷，舌质紫、苔白滑。

【方剂】

1. 风寒束肺用射干麻黄汤。

治法：宣肺散寒，化痰平喘。

方解：本方用射干、麻黄宣肺平喘，豁痰利咽；细辛、半夏、生姜滋肺化饮降逆；紫菀、款冬花、甘草化痰止咳；五味子收敛肺气；大枣和中。

加减：痰涌喘逆不得卧者，加葶苈子清肺涤痰；若表寒里饮，寒象较甚者，可用小青龙汤，并可酌配杏仁、苏子、青皮、橘皮等利气化痰；若痰稠胶留难出，哮喘持续难平者加猪牙皂、白芥子豁痰利窍以平喘。

2. 肺脾气虚用玉屏风散。

治法：益气固表。

方解：方中黄芪益气固表，白术健脾补肺，佐防风实表固卫散邪。

加减：怕冷畏风明显，加桂枝、白芍、姜枣等调和营卫；阳虚甚者，加附子助黄芪以温阳益气；若气阴两虚，咳呛，痰少质黏，口咽干，舌质红者，可用生脉散加北沙参、玉竹、黄芪等益气养阴。

【中成药】

百花定喘丸

组成：款冬花、天花粉、五味子、天冬、黄芩、薄荷、前胡、麻黄、苦杏仁、桔梗、石膏。

功效与主治：清肺化痰，止咳平喘。主要用于痰热咳喘之热哮，症见气粗息涌，喉中痰鸣如吼，胸高胁胀，咳呛阵作，咳痰色黄或白等。

注意事项：

1. 服药期间忌食辛辣、油腻食物，并应禁房事。

2. 原发性高血压、心脏病患者，以及小儿、老人、孕妇、体质虚弱者、脾胃虚寒者应慎用。

3. 对本品过敏者禁用。

蛤蚧定喘丸

组成：蛤蚧、紫苏子（炒）、瓜蒌子、苦杏仁（炒）、麻黄、石膏、甘

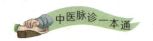

草、紫菀、鳖甲（醋制）、黄芩、麦门冬、黄连、百合、石膏。

功效与主治：滋阴清肺，祛痰平喘。适用于哮喘、喘息性支气管炎、阴虚火旺的肺部疾病，症状可见干咳无痰，口渴，容易出汗，睡觉时出汗多，食欲减退，舌质红苔薄黄。

注意事项：

1. 新发咳嗽慎用。

2. 本品成分含有麻黄，心脏病、青光眼、高血压患者慎用。

3. 儿童、妇女以及脾胃虚寒者慎用。

补肾防喘片

组成：熟地黄、生地黄、淫羊藿、补骨脂、山药、附片、陈皮、菟丝子。

功效与主治：补益脾肾。主要用于脾肾两虚所致的咳嗽、气喘。对脾肾阳虚型的支气管哮喘的季节性发作、慢性支气管炎咳嗽，有预防和治疗作用。

注意事项：少数患者服药后可出现"生火"现象，可减服半量，并加服适量的六味地黄丸。

肺胀

肺胀是由于慢性肺系疾病经久不愈，反复发作导致肺、脾、肾脏器长期损耗，进而导致肺功能下降，肺气虚损，气机壅滞，呼吸不畅。典型的症状包括胸部膨满，憋闷如塞，喘息上气，咳嗽痰多，烦躁，心悸，面色晦暗，或唇甲紫绀，脘腹胀满，肢体浮肿等。其病程缠绵，时轻时重，经久难愈，严重者可出现神昏、出血、喘脱等危重证候。

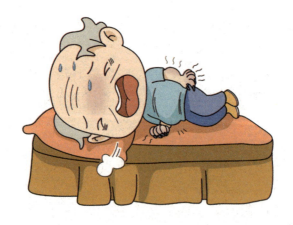

图 1-3　肺胀

【病因病机】

肺胀的发生，多因久病肺虚，痰浊潴留，气还肺间，导致肺气胀满，张缩无力，不能敛降。若肺病及脾，子盗母气，脾失健运，则可导致肺脾两虚。肺气胀满，每因复感外邪诱使病情发作或加剧。肺为气之主，肾为气之根，若久病肺虚及肾，金不生水，致肾气衰，肺不主气，肾不纳气，则气喘日益加重。

【西医病名】

西医学中慢性阻塞性肺气肿可以参考本病。

【脉象辨别与分析】

1. 脉浮紧　多为外寒内饮所致。症状多表现为咳逆喘满不得平卧，气短气急，咳痰白稀，呈泡沫状，胸部膨满，口干而不欲饮，全身酸痛，面色青暗，舌体胖大，舌质暗淡、苔白滑。

2. 脉弦滑　多为痰瘀阻肺所致。症状多表现为胸部膨满，憋闷如塞，喘息不能平卧，咳嗽痰多，色白或呈泡沫状，倦怠力，舌质暗，或暗紫，舌下脉络增粗，苔腻或浊腻。

3. 脉滑数　多为痰热郁肺所致。症状多表现为咳逆喘息气粗，胸闷烦躁，目睛胀突，痰黄或白、黏稠难咳，或发热微见恶寒，溲黄便干，口渴欲饮，舌质暗红、苔黄或黄腻。

4. 脉沉细无力或有结代　多为肺肾气虚所致。症状多表现为见呼吸浅短难续、咳声低微，甚至张口抬肩、倚息不能平卧，胸闷心慌，咳嗽，痰白如沫，不易咳出，腰膝酸软，小便清长，形寒汗出，舌质淡或暗紫、舌苔白润。

【方剂举例】

1. 痰瘀阻肺用葶苈大枣泻肺汤合桂枝茯苓丸。

方解：方中用葶苈子涤痰除壅，以开泄肺气；佐大枣甘温安中，而缓药性，使泻不伤正；桂枝通阳化气，茯苓除湿化痰，丹皮、桃仁、赤芍助桂枝通血脉，化瘀滞。

加减：若腑气不利，大便不畅者，加大黄、厚朴以通腑除塞。

2. 肺肾气虚用补虚汤合参蛤散。

方解：方中用人参、黄芪、茯苓、甘草补益肺脾之气，蛤蚧、五味子补肺纳肾；干姜、半夏温肺化饮；厚朴、陈皮行气消痰，降逆平喘。

加减：若肺虚，怕冷，舌质淡，加桂枝、细辛温阳散寒；兼阴伤，低热，舌红苔少，加麦冬、玉竹、知母养阴清热；如见面色苍白，冷汗淋漓，四肢厥冷，血压下降，脉微欲绝等喘脱危象者，急加参附汤，送服蛤蚧粉或黑锡丹补气纳肾，回阳固脱。另参附、生脉、参麦、参附青注射液也可酌情选用。

【中成药举例】

小青龙汤合剂

组成：麻黄、桂枝、白芍、干姜、细辛、炙甘草、法半夏、五味子。

功效与主治：解表化饮，止咳平喘。适用于外寒内饮型肺胀，症见体温升高，体表无汗，怕冷，咳喘不能平卧，痰多，质地像泡沫样的白痰，鼻塞流清涕，头痛身疼，舌淡红苔白滑。

注意事项：

1. 本品含麻黄，高血压、青光眼者慎用。

2. 孕妇禁用。

3. 内热咳喘及虚喘者忌服。

肺痈

肺痈是指由于热毒瘀结于肺，以致肺叶生疮，血败肉腐，形成脓疡的一种病证，临床以咳嗽、胸痛、发热、咯吐腥臭浊痰，甚则脓血夹杂为主要特征。

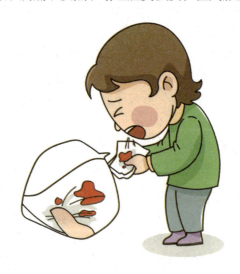

图 1-4　肺痈

【病因病机】

肺痈发病的主要原因为感受外邪，内犯于肺，或因痰热素盛，蒸灼肺脏，以致热壅血瘀，蕴酿成痈，血败肉腐化脓。

【西医病名】

西医学中肺脓肿可以参考本病。

【脉象辨别与分析】

1. 脉浮数而滑　多为风热犯肺所致。症状多表现为恶寒发热，呼吸不畅，咳嗽，咳黏液痰，痰量逐渐增多，口干鼻燥，舌苔薄黄或薄白。

2. 脉滑数　多为痰热蕴肺所致。症状多表现为身体发热，时时振寒，汗出烦躁，咳嗽气急，胸满作痛，转侧不利，咳吐浊痰，呈黄绿色，自觉喉间有腥臭味，口干咽燥，舌质红、苔黄腻。

3. 脉滑数或数实　多为脓毒蕴积所致。症状多表现为咳吐大量脓痰，像米粥汤，腥臭异常，有时咯血，胸中烦满而痛，甚至气喘不能平卧，身热面赤，口渴喜饮，舌质红、苔黄腻。

4. 脉细或细数无力　多为正虚邪恋所致。症状多表现为身热逐渐消退，咳嗽逐渐减轻，咳吐脓痰逐渐减少，臭味亦少了，痰液清稀，精神逐渐恢复，食欲转好，或见胸胁隐痛，气短，自汗盗汗，心烦，口干咽燥，面色不华，形瘦神疲，舌质红或淡红、苔薄。

【方剂】

风热犯肺型肺痈可选用银翘散。

治法：清肺散邪。

方解：方中用银花、连翘、芦根以及竹叶辛凉宣肺，清热解毒；荆芥、薄荷、豆豉助银花、连翘以辛散表邪，透热外出，桔梗、甘草、牛蒡子宣发肺气。

加减：若发热不怕冷，咯痰黄稠，口渴，可加石膏、黄芩、鱼腥草以清肺泄热；痰热蕴肺，咳痰较多，可选杏仁、浙贝母、桑白皮、冬瓜仁、枇杷叶清肺化痰；若肺气不利，胸痛，呼吸不畅者，配瓜蒌皮、郁金以宽胸理气。

【中成药】

鱼腥草注射液

组成：鲜鱼腥草。

功效与主治：清热解毒，利湿。适用于肺脓肿、咳嗽、白带多、尿路感染、痈疖。

注意事项：服用前须做对光检查，药液出现混浊、沉淀、变色、漏气等现象时不能使用。

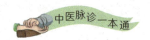

肺痨

肺痨是一种慢性虚弱疾患，具有传染性，以咳嗽、咯血、潮热、盗汗及身体逐渐消瘦为主要临床特征。初期病人仅感疲劳乏力、干咳、食欲不振，形体逐渐消瘦。

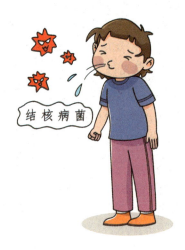

结核病菌

图 1-5 肺痨

【病因病机】

肺痨的致病因素，可以分为内因和外因。外因包括痨虫传染等，内因是指人体正气虚弱，无力抵抗外邪。内因和外因两者往往互为因果，痨虫蚀肺，耗损肺阴，进而演变发展，可致阴虚火旺，或导致气阴两虚，甚则阴损及阳。

【西医病名】

西医学中肺结核可以参考本病。

【脉象辨别与分析】

1. 脉细数　多为阴虚火旺所致。症状多表现为呛咳气急、痰少质黏，或痰黄稠量多、有时咯鲜血，五心烦热、颧红盗汗、口渴失眠、急躁易怒，或胸胁掣痛，身体日渐消瘦、舌红且干、舌苔薄黄或剥脱。

2. 脉细弱而数　多为气阴耗伤所致。症状多表现为咳嗽无力、气短声低、痰白质清稀，偶或夹血或咯血，怕风怕冷、自汗盗汗，神疲乏力、食欲不佳，大便溏薄，面白颧红，舌质光淡、舌边有齿痕、苔薄。

3. 脉微细而数或虚大无力　多为阴阳两虚所致。症状多表现为咳逆喘息少气、咳痰色白，或夹血丝、血色黯淡、潮热、自汗盗汗、声嘶或失声、面浮肢肿、心慌、形寒肢冷，或见五更泄泻、口舌糜烂、男人滑精、阳痿，妇女经少、经闭，舌质光淡少津。

【方剂】

阴虚火旺型肺痨可选用百合固金汤。

治法：滋阴降火。

方解：百合甘苦微寒，滋阴清热，润肺止咳；生地凉血止血；麦冬、玄参滋阴清热；当归、白芍养血和血；贝母清热润肺，止咳化痰；桔梗宣肺利咽，化痰散结；甘草清热泻火，调和诸药。

加减：若骨蒸劳热明显者，则加秦艽、鳖甲、白薇等清热除蒸；若阴虚较甚，热象明显者，酌加黄连、黄芩苦寒泻火；若咯血较著者，加丹皮、紫珠草等凉血止血；若咳吐血块，伴有胸胁刺痛者，酌加血余炭、三七、花蕊石等化瘀止血。

气阴耗伤型肺痨可选用月华丸。

治法：滋补肺阴。

方解：方中玉竹、百合、麦冬、天冬、北沙参等滋阴润肺；白及生肌止血；百部润肺下气，止咳杀虫。

加减：若咳嗽不止且痰少而黏者，可酌加川贝母、杏仁以润肺化痰止咳；若痰中带血，酌加仙鹤草、白茅根等以补肺止血。

阴阳两虚型肺痨可选用补天大造丸。

治法：滋阴补阳。

方解：人参、白术、黄芪、山药、茯苓补益肺脾；生地、麦冬、五味子滋养肺肾之阴；阿胶、枸杞、当归、龟板培补阴精；枣仁、远志宁心安神；鹿角胶、紫河车助真阳而填精髓。

加减：若心慌者，酌加丹参、龙眼肉等宁心安神；若气逆喘息，不能平卧者，配冬虫夏草、诃子、钟乳石摄纳肾气。

【特色疗法】

艾灸疗法：取肺俞，膏肓俞，肾俞，百劳，大椎，风门，三阴交，尺泽，太溪为主穴。艾条温和灸，艾条火头距离穴位3厘米左右进行熏烤，使火力温和缓慢透入穴下深层，皮肤可有温热而无灼痛感。每次选4~5穴，每穴灸10~15分钟，至皮肤稍起红晕即可。每日1次，5~7次为1个疗程。

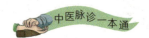
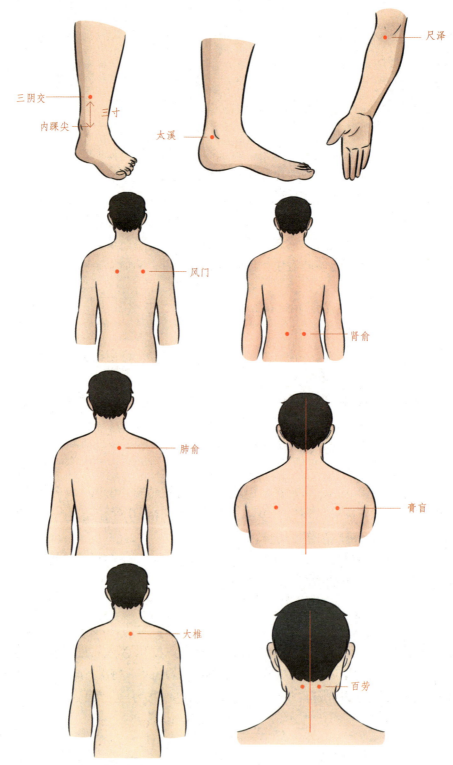

三阴交

内踝尖

三寸

太溪

尺泽

风门

肾俞

肺俞

膏肓

大椎

百劳

图1-6 肺痨艾灸取穴

耳穴疗法：可选择肺区，位于对耳屏内壁的底部，垂体穴的后方，肿瘤穴至额穴连线正中间的相对应点上。可采用毫针刺穴、耳穴压豆法。

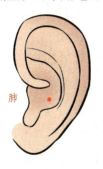

图 1-7　耳穴肺区块图

拔罐疗法：取华盖区、肺俞、膻中穴、三阴交穴，每次留罐15到30分钟左右，每日1次，12次为1个疗程。

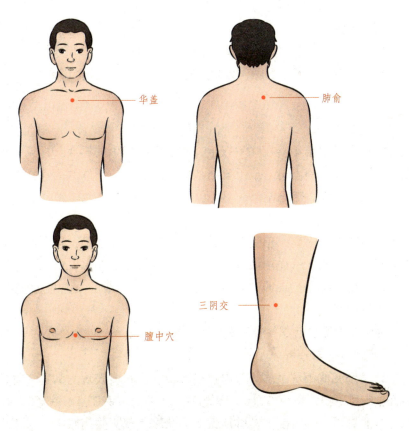

图 1-8　肺痨拔罐取穴

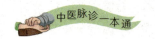

【中成药】

玉露保肺丸

组成：天冬、麦冬、石斛、知母、生地黄、熟地黄、黄柏。

功效与主治：滋阴清热，润肺止咳。用于肾虚咳嗽，失音声哑，口渴咽干，痰中带血等属肺肾阴虚证，需要润肺滋肾降火者。

注意事项：感冒后咳嗽表证未除者忌用。

百合固金口服液

组成：百合、地黄、玄参、川贝母、当归、白芍、熟地黄、麦冬、桔梗、甘草。

功效与主治：滋阴润肺，化痰止咳。适用于干咳少痰，痰中带血，咳声嘶哑，午后自觉身体发热出汗，口燥咽干，舌红少苔。

注意事项：

1. 脾胃虚弱的患者慎用。

2. 糖尿病患者禁用。

康复新液

组成：本品为美洲大蠊干燥虫体的乙醇提取物制成的溶液。

功效与主治：通利血脉、养阴生肌。适用于咳血的肺痨患者。

肺癌

肺癌多发生于年龄在40岁以上，有长期吸烟史的男性。常见表现包括顽固性干咳持续数周不愈，或反复咯血痰，或不明原因的顽固性胸痛、气急、发热，或伴消瘦、疲乏等。

【病因病机】

多由于正气内虚，感受邪毒，情志抑郁，饮食损伤，宿有旧疾等因素，使脏腑功能失调，气血津液运行失常，产生气滞、血瘀、痰凝、湿浊、热毒等病理变化，蕴结于肺部，相互搏结，日久积渐而成的一类恶性疾病。

【西医病名】

西医学中原发性支气管肺癌等可以参考本病。

【脉象辨别与分析】

1. 脉细弦或细涩　多为气滞血瘀所致。症状多表现为胸闷气憋，胸痛有定处，咳嗽不畅，痰中带血，口唇紫黯，舌质黯或有瘀点、瘀斑，舌苔薄。

2. 脉弦滑　多为痰湿蕴肺所致。症状多表现为胸痛咳嗽，咳痰，胸闷憋气，痰质黏稠，痰白或黄白，食欲不佳，大便溏薄，神疲乏力，舌质黯、苔白黄腻或黄厚或黄厚腻等。

3. 脉细数或数大　多为阴虚毒热所致。症状多表现为咳嗽无痰或少痰，或痰中带血，甚至咯血不止，胸痛，心烦觉少，低热盗汗，或热势壮盛，久而不退，口渴口干，便秘，舌质红、苔薄黄。

【方剂】

阴虚毒热证用沙参麦冬汤合五味消毒饮加减。

治法：养阴清热，解毒散结。

方解：沙参麦冬汤养阴清热，五味消毒饮清热解毒。沙参、麦冬、玉竹、桑叶、天花粉养阴清热；蒲公英、紫花地丁、金银花、野菊花、紫背天葵清热解毒散结。

加减：咯血较多，可加白及、仙鹤草、紫草根、三七凉血止血，收敛止血；低热盗汗，可加地骨皮、白薇、五味子以清热敛汗；若大便干结，可加全瓜蒌、火麻仁以润燥通便。

【中成药】

艾迪注射液

组成：斑蝥、人参、黄芪、刺五加。

功效与主治：清热解毒，消瘀散结。

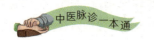

第二章 脾胃病证

胃痛

胃痛又称胃脘痛，以上腹胃脘部近心窝处疼痛为主要表现。其疼痛有胀痛、刺痛、隐痛、剧痛等不同的性质，常伴食欲不振，恶心呕吐，嘈杂泛酸，嗳气吞腐等症状。

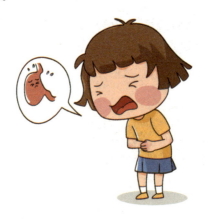

图 2-1 胃痛

【病因病机】

胃痛主要是由于外邪犯胃、饮食伤胃、情志不畅和脾胃素虚等因素，导致胃气郁滞，胃失和降而发生胃痛，正所谓"不通则痛"。胃痛早期由外邪、饮食、情志所伤者，多为实证；后期常为脾胃虚弱，但往往虚实夹杂，如脾胃虚弱夹湿、夹瘀等。

【西医病名】

西医学中急慢性胃炎、消化性溃疡、胃痉挛、胃下垂、胃神经官能症等以胃痛为主症的疾病可以参考本病。

【脉象辨别与分析】

1. 脉弦 多为肝气犯胃所致。症状多表现为胃脘胀满，攻撑作痛，脘痛连胁，胸闷嗳气，喜长叹息，大便不畅，得嗳气、矢气则舒，遇烦恼郁怒则痛，舌质淡、苔薄白。

2. 脉滑　多为饮食停滞所致。症状多表现为胃脘胀痛，拒按，嗳腐吞酸或呕吐不消化食物，有腐臭味，吐后自觉疼痛减轻，不思饮食，大便不爽，得矢气及便后感觉舒服一些，舌苔厚腻。

3. 脉弦紧　多为寒邪客胃所致。症状多表现为胃痛突然发作，恶寒喜暖，得温痛减，遇寒加重，口淡不渴，或喜热饮，舌质淡红或红、苔薄白。

4. 脉弦数　多为肝胃郁热所致。症状多表现为胃脘灼痛，心烦易怒，反酸嘈杂，口干口苦，大便不畅，舌质红、苔黄。

5. 脉滑数　多为湿热中阻所致。症状多表现为胃脘疼痛，嘈杂灼热，口干口苦，渴不欲饮，头重如裹，身重体倦，食欲不佳，小便色黄，大便不畅，舌质淡红、苔黄腻。

6. 脉弦涩　多为瘀血停滞所致。症状多表现为胃脘疼痛有定处，拒按，按之更痛，疼痛时间持久，饭后疼痛加剧，或见吐血，黑便，舌质紫黯或有瘀斑。

7. 脉细数　多为胃阴亏虚所致。症状多表现为胃脘隐隐灼痛，感觉饥饿但是吃不下饭，口燥咽干，五心烦热，身体消瘦，神疲乏力，口渴思饮，大便干结，舌红少津。

8. 脉虚弱无力　多为脾胃虚寒所致。症状多表现为隐隐胃痛，持续不断，喜温喜按，越饿越痛，神疲纳呆，劳累或受凉后发作或加重，四肢倦怠，手脚发凉，大便溏薄，舌质淡、苔白。

【方剂】

寒邪害胃证用香苏散合良附丸加减。

治法：温胃散寒，理气止痛。

方解：高良姜、吴茱萸温胃散寒；香附、乌药、陈皮、木香行气止痛。

加减：若兼见恶寒、头痛等风寒表证者，加苏叶、藿香等以疏散风寒止痛；若兼见胸脘痞闷，食欲不佳，嗳气、恶心呕吐者，加枳实、制半夏、生姜、神曲、鸡内金等以消食导滞，降逆止呕。

【中成药】

木香顺气丸

组成：木香、槟榔、香附（醋炙）、厚朴（制）、枳壳（炒）、苍术（炒）、砂仁、陈皮、青皮（炒）、甘草。

功效与主治：行气化湿，健脾和胃。用于脘腹胀痛，恶心，嗳气，食欲减退，口淡不渴，舌淡苔白腻。

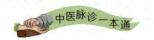

注意事项：

1. 本品厚朴、枳实均是下气的药物，因此孕妇慎用。

2. 忌生冷油腻食物。

3. 本药宜空腹用温开水送服。

4. 本药为香燥之品组成，如遇口干舌燥，手心足心发热的阴液亏损者慎用。

5. 本药对气机郁滞，肝气犯胃的胃痛窜走者效果好，不适用于其他症候的胃痛。

香砂养胃丸

组成：木香、茯苓、陈皮、豆蔻、苍术、厚朴、神曲、藿香油、麦芽、甘草、砂仁、白术、香附、党参、半夏曲。

功效与主治：健胃消食，助气止痛。用于胃肠衰弱，消化不良，胸膈满闷，腹痛呕吐，肠鸣泄泻。

注意事项：

1. 本品含有甘草，不与甘遂、大戟、芫花、海藻制剂同用。同时还含有半夏，不与乌头、附子的制剂同用。

2. 如果患者出现手足心热，口渴，夜间盗汗，舌红少苔等阴虚表现，则不宜使用。

3. 孕妇、糖尿病患者慎用。

藿香正气散

组成：陈皮、苍术、厚朴（姜制）、白芷、茯苓、大腹皮、生半夏、广藿香油、紫苏叶油、甘草浸膏。

功效与主治：解表化湿，理气和中。适用于外感风寒、腹痛头痛、呕吐清水。

注意事项：

1. 不适用于风热感冒，表现为口干口渴、发热、鼻干咽干、咽喉肿痛、大便干结等。

2. 本品含有40%~50%的酒精，酒精过敏者、过敏体质者禁服，服药后不得驾驶车辆、船，不可以从事高空作业、机械作业及精密仪器操作。

3. 本品治疗外感，不可以和滋补的药物同时服用。

4. 饮食宜清淡。

温胃舒颗粒

组成：参、附子（制）、黄芪（制）、肉桂、山药、肉苁蓉（制）、白术（炒）、山楂（炒）、乌梅、砂仁、陈皮、补骨脂。

功效与主治：温中助阳，扶正固本，行气止痛。用于慢性胃炎，胃脘凉痛，饮食生冷，受寒痛甚。

注意事项：

1. 如果出现胃脘胀痛、口苦口干、呕吐酸水、大便黏稠、排出不畅、气味臭秽、舌红苔黄腻则不适用。

2. 胃大出血时忌用。

3. 孕妇忌服。

4. 胃脘灼热痛证、重度胃痛请在医师指导下服用。

5. 糖尿病患者、儿童及年老体虚者应在医师指导下服用。

气滞胃痛颗粒

组成：柴胡、延胡索、枳壳、香附、白芍、炙甘草。辅料为蔗糖、糊精。

功效与主治：疏肝理气，和胃止痛。适用于肝郁气滞类型的胃痛，症状可见胃脘胀痛，痛无定处，痛引两胁，生气和情绪激动时发作加重，胸闷不舒，嗳气排气后减轻，舌红苔薄白，舌边有肝郁线。

注意事项：

1. 本品内含白芍，与藜芦互为十八反，不能同用。因此本药与骨科三七血伤宁胶囊、神州跌打丸等药物不能合用。

2. 本品中的甘草与海藻、大戟、甘遂、芫花均不能同用。

3. 本品有活血行气之品，孕妇慎用。

4. 忌气怒，忌食辛辣食物。

5. 重度胃痛、糖尿病、儿童及年老体虚患者应在医师指导下服用。

摩罗丹

组成：百合、茯苓、玄参、泽泻、乌药、鸡内金、三七、白术、麦冬、当归、茵陈、白芍、石斛、九节菖蒲、延胡索、川芎、地榆、蒲黄。辅料为蜂蜜。

功效与主治：滋阴通络，和胃降逆。适用于胃脘胀满，嗳气呕吐，反酸烧心，饭后胃部不适，舌色淡。

注意事项：

1. 本品中含有白芍，白芍和藜芦配伍属于中药配伍的十八反，两者合用会产生相互作用，有可能会导致人出现腹痛、腹泻的情况。常见的含有藜芦的药物包括妇科千金片、神州跌打丸、三七血伤宁散等。

2. 对于胃部灼热，口干口苦，口渴但是喝水不解渴，饭后胃部不适，口中异味，嘴里黏腻，小便色黄异味，大便臭秽，排便自觉未排净，舌红苔黄腻等湿热中阻表现的胃痛患者不适用。

3. 孕妇慎用。

痞满

痞满多是由于脾胃虚弱、情志抑郁等导致中焦气机运行不畅，中焦升降失常进而引起胸腹之间满闷不舒的一种状态。一般触之无形，按之柔软，压之无痛，但是患者自我感觉腹部满胀不适。

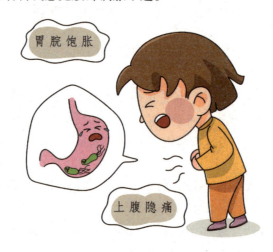

图 2-2　痞满

【病因病机】

胃痞的成因可以分为虚实两种，实因是指实邪内阻，比如外邪入里，食滞中阻或者痰湿中阻；虚因指脾虚不运。实邪与虚邪常常互为因果，如脾失健运，导致食滞内停，而实邪内阻，也会损伤脾胃，最终虚实夹杂。

【西医病名】

西医学中慢性胃炎、胃神经官能症、消化不良等以痞满为主症的疾病可以参考本病。

【脉象辨别与分析】

1. 脉滑数　多为邪热内陷所致。症状多表现为胃脘痞满，灼热急迫，拒按，心中烦热，咽干口燥，口渴喜冷饮，身热出汗，大便干结，小便短赤，舌质红、苔黄。

2. 脉弦滑　多为饮食停滞所致。症状多表现为脘腹满闷，痞塞不舒，按之尤甚，嗳腐吞酸，恶心呕吐，厌食，大便不调，舌质淡、苔厚腻。

3. 脉沉滑　多为痰湿内阻所致。症状多表现为见脘腹痞满，闷塞不舒，胸膈满闷，头晕头重如裹，身重肢倦，咳嗽痰多，恶心呕吐，厌食，口淡不渴，小便不利，舌体胖大，边有齿痕，苔白厚腻。

4. 脉沉弱　多为脾胃虚弱所致。症状多表现为脘腹痞闷，喜温喜按，不知饥饿，不欲饮食，身倦乏力，四肢不温，少气懒言，大便溏薄，舌质淡、苔薄白。

【方剂】

饮食停滞型痞满适用保和丸。

治法：消食和胃，行气消痞。

方解：方中山楂、神曲、莱菔子消食导滞；半夏、陈皮行气开结；茯苓健脾利湿。

加减：若食积较重，脘腹胀满者，可加用枳实、厚朴；若食积化热，大便秘结者，加大黄、槟榔以行气导滞；若食积伤脾，大便溏薄者，可加白术、黄芪。

脾胃虚弱型痞满适用于补中益气汤。

治法：益气健脾，升清降浊。

方解：人参、黄芪、白术和甘草补中益气；升麻、柴胡有助于升举阳气；当归、陈皮理气化滞。

加减：若气虚失运，满闷较重者，可加木香、枳实、厚朴以助脾运；如脾阳不振，手足不温者，可加附子、干姜；若中虚较甚，可用甘草泻心汤；若水热互结，心下痞满，干噫食臭，肠鸣下利者，用生姜泻心汤。

【中成药】

一把抓

组成：干姜（炮）、陈皮、香附、大黄、巴豆霜、枳实（麸炒）、槟榔、山楂、党参、木香、丁香。

功效与主治：温中理气，消食导滞。用于治疗过食伤胃，脘腹寒痛，食后痞满等。

注意事项：孕妇及体弱者忌服，服药期间忌食辛辣食品，应戒烟、戒酒。

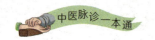

丹桂香颗粒

组成：黄芪（炙）、桂枝、丹参、牡丹皮、延胡索、木香等。

功效与主治：散寒行气，活血止痛。用于治疗脾胃虚寒、寒凝血瘀引起的胃脘痞满、疼痛、纳差、嗳气、嘈杂、腹胀等。

注意事项：妊娠、月经过多和有自发出血倾向者，以及有热证或阴虚火旺者慎用。

呃逆

呃逆是指胃气上逆动膈，气逆上冲，导致喉咙中呃声频频，声短而频，不能自止为主要表现的疾病，可能会伴有嗳气腹胀、胃中嘈杂灼痛、呕吐酸水等症状。

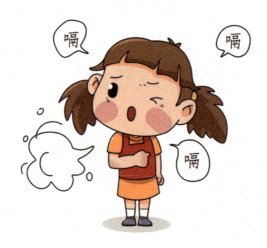

图 2-3　呃逆

【病因病机】

呃逆的病因多与胃火上逆、胃中寒冷以及气机郁滞有关。呃逆的主要病机是胃失和降、气逆动膈。

【西医病名】

西医学中膈肌痉挛、胃神经症等以呃逆为主症表现的疾病可以参考本病。

【脉象辨别与分析】

1. 脉滑数　多为胃火上逆所致。症状多表现为呃声洪亮且有力，口臭心烦，喜冷饮，脘腹满闷，大便秘结，小便短赤，舌质淡或微红、苔黄燥。

2. 脉迟缓　多为胃中寒冷所致。症状多表现为呃声沉缓有力，胸膈不舒，胃脘不适，遇热缓解，遇寒加重，进食减少，不喜冷饮，喜饮热汤，口淡不渴，舌质淡、苔白。

3. 脉弦　多为气机郁滞所致。症状多表现为呃逆连连有声，每因情志不畅而诱发或加重，胸胁满闷，脘腹胀满，嗳气纳减，肠鸣矢气，舌质淡、苔薄白。

【方剂】

1. 胃中寒冷型呃逆可选用丁香散。

治法：温中散寒，降逆止呃。

方解：方中丁香、柿蒂降逆止呃，高良姜、甘草温中散寒。

加减：若寒气较重，脘腹胀痛者，加吴茱萸、肉桂、乌药温胃散寒；若寒凝气滞，脘腹痞满者，加枳壳、厚朴、陈皮；若气逆较甚，呃逆频作者，加刀豆子、旋覆花、代赭石以理气降逆；若寒凝食滞，脘闷嗳腐者，加莱菔子、槟榔、半夏行气导滞。

2. 胃火上逆型呃逆可选用竹叶石膏汤。

治法：清热和胃，降逆止呃。

方解：竹叶、生石膏清泻胃火，人参、麦冬养胃生津，半夏和胃降逆，粳米、甘草调养胃气。

加减：若腑气不通，痞满便秘者，可用小承气汤通腑泄热；或酌情添加丁香、柿蒂，以通降胃气；若胸膈烦热，大便秘结，可加用凉膈散。

【中成药】

槟榔四消丸

组成：槟榔、大黄、牵牛子、猪牙皂、香附、五灵脂。

功效与主治：消食导滞，行气泄水。适用于呃逆上气，腹部胀满，大便秘结。

注意事项：

1. 本品含有大黄，孕妇禁用。

2. 本品破气下气，气虚的呃逆不适用。

柴胡舒肝丸

组成：柴胡、青皮、陈皮、山楂、白芍、六神曲、薄荷、槟榔、防风、木香、枳壳、茯苓、桔梗、厚朴、紫苏梗、乌药、香附、姜半夏、豆蔻、黄芩、当归、大黄、三棱、莪术。

功效与主治：舒肝理气，消胀止痛。适用于气机郁滞型呃逆，症见自觉腹胀，食物不消化，呕吐酸水，胁肋部胀痛等。

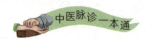

注意事项：

1. 孕妇慎用。

2. 气虚类型的气滞慎用，症状可见呃逆，腹胀，神疲乏力，少气懒言。

呕吐

呕吐是指胃失和降，气逆于上，迫使胃中之物从口中吐出的一种病证。呕吐两字含义不同，一般情况下，有物有声被称为呕，有物无声被称为吐，无物有声被称为干呕，然而临床上呕与吐常同时发生，所以一般合称为呕吐。

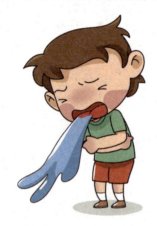

图 2-4　呕吐

【病因病机】

常见病因包括外邪犯胃、饮食停滞、脾胃虚弱、肝气犯胃以及胃阴不足等，发病机理总体为胃失和降，胃气上逆。

【西医病名】

西医学中急性胃炎、胃黏膜脱垂症、贲门痉挛、幽门痉挛、幽门梗阻、肠梗阻、肝炎、胰腺炎、颅脑疾病以及一些急性传染病等以呕吐为主症的疾病可以参考本病。

【脉象辨别与分析】

1. **脉濡缓**　多为外邪犯胃所致。症状多表现为突然呕吐，起病较急，胸脘满闷，发热恶寒，头身疼痛，不思饮食，舌质淡、苔白。

2. **脉弦**　多为肝气犯胃所致。症状多表现为症见呕吐吞酸，嗳气频繁，胸胁胀满，情绪不佳时更严重，舌边质红、苔薄腻。

3. **脉滑实**　多为饮食停滞所致。症状多表现为呕吐酸腐，嗳气厌食，脘腹胀满，大便或溏或结，气味臭秽，舌质淡、苔厚腻。

4. 脉细数　多为胃阴不足所致。症状多表现为呕吐反复发作，或仅唾涎沫，时作干呕，口燥咽干，胃中嘈杂，似饥而不欲食，舌质红而少津。

5. 脉濡数　多为脾胃虚弱所致。症状多表现为饮食稍微不注意，就容易呕吐，时作时止，胃纳不佳，食入难化，脘腹痞闷，口淡不渴，面白少华，倦怠乏力，大便溏薄，舌质淡、苔薄白。

【方剂】

外邪犯胃型呕吐可选用藿香正气散。

治法：疏邪解表，化浊和中。

方解：藿香、紫苏、白芷芳香化浊，散寒疏表；大腹皮、厚朴理气除满；半夏、陈皮和胃降逆止呕；白术、茯苓化湿健脾；生姜和胃止呕。

加减：伴见脘痞嗳腐，饮食停滞者，可去白术，加鸡内金、神曲以消食导滞；如风寒偏重，症见寒热无汗，头痛身楚，加荆芥、防风、羌活祛风寒，解表邪；兼气机阻滞，脘闷腹胀者，可酌加木香、枳壳行气消胀。

【中成药】

香砂平胃丸

组成：苍术、陈皮、厚朴（姜制）、木香、砂仁、甘草。

功效与主治：健胃舒气，止痛。用于胃肠衰弱，消化不良，胸膈满闷，胃痛呕吐。

注意事项：脾胃阴虚者不宜使用。

健胃消食片

组成：山楂、陈皮、太子参、山药、炒麦芽。

功效与主治：健脾消食，开胃。适用于脾胃虚弱导致的食积，症状包括恶心呕吐、嗳腐吞酸，腹部胀满。

注意事项：

1. 禁忌辛辣刺激、生冷黏滑的食物，饮食清淡。

2. 若出现口干口渴、便秘、小便发黄等热证时不宜使用。

便秘

便秘是指粪便在肠内滞留过久，秘结不通，导致排便周期延长，或者周期不长，但是大便质地干结，排出不畅，或者大便质地不硬，有便意但排出不畅的病证。

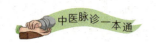

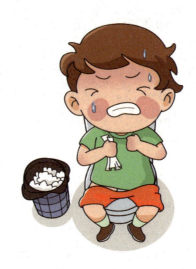

图 2-5　便秘

【病因病机】

便秘发病的原因归纳起来有肠胃积热、阴虚肠燥、气机郁滞、脾肾阳虚以及脾气亏虚等。病机主要是热结、气滞、寒凝、气血阴阳亏虚引起肠道传导失司所致。

【西医病名】

西医学中习惯性便秘、老年性便秘等可以参考本病。

【脉象辨别与分析】

1. 脉滑数　多为肠胃积热所致。症状多表现为大便干结，腹胀腹痛，面红心烦，口干口臭，小便短赤，舌质红、苔黄燥。

2. 脉弦　多为气机郁滞所致。症状多表现为大便干结，或不甚干结，欲便不得出，或便而爽利，肠鸣矢气，腹中胀痛，胸胁满闷，嗳气频作，食少纳呆，舌质淡、苔薄腻。

3. 脉细数　多为阴虚肠燥所致。症状多表现为大便干结如羊屎，身体瘦弱，头晕耳鸣，两颧红赤，腰膝酸软，潮热盗汗，心烦少寐，舌质红、少苔。

4. 脉虚弱无力　多为脾气亏虚所致。症状多表现为大便数日一行，虽有便意，但是临厕时即便使劲，也排便不畅，便后乏力，汗出气短，面白无华，神疲懒言，舌质淡、苔薄白。

5. 脉沉迟　多为脾肾阳虚所致。症状多表现为大便干或不干，排出困难，小便清长，面白无华，四肢不温，腹中冷痛，得热则减，腰膝冷痛，舌质淡、苔白。

【方剂】

1.气机郁滞型便秘可选用六磨汤。

方解：木香调气；乌药顺气；沉香降气；大黄、槟榔、枳实破气行滞。

加减：若腹部胀痛甚，可加厚朴、柴胡、莱菔子以助理气；若跌仆损伤或者腹部术后，便秘不通，属气滞血瘀者，可加红花、赤芍、桃仁等药活血化瘀；若气郁日久，郁而化火，可加黄芩、栀子、龙胆草清肝泻火；若气逆呕吐者，可加半夏、陈皮、代赭石；若七情郁结，忧郁寡言者，加白芍、柴胡、合欢皮疏肝解郁。

2.阴虚肠燥型便秘可以考虑增液汤。

方解：玄参、麦冬、生地滋阴生津；油当归、石斛、沙参滋阴养血，润肠通便。

加减：若口干面红，心烦盗汗者，可加芍药、玉竹助养阴之力；若胃阴不足，口干口渴者，可用益胃汤；便秘干结如羊屎状，加火麻仁、柏子仁、瓜蒌仁增润肠之效；若肾阴不足，腰膝酸软者，可用六味地黄丸。

【中成药】

麻仁润肠丸

组成：火麻仁、炒苦杏仁、大黄、木香、陈皮、白芍。

功效与主治：润肠通便。适用于肠胃积热，胸腹胀满，大便秘结。

注意事项：

1.服药期间忌食辛辣、油腻食物。

2.孕妇忌服。

3.儿童、老年人、体虚者不宜长期服用。

4.本品包含白芍，与藜芦相反，不与藜芦或含有藜芦的制剂合用。

龙荟丸

组成：龙胆、芦荟、栀子、大黄、青黛、木香、当归、黄芩。

功效与主治：用于肝胆火旺，面红目赤，心烦，大便秘结，小便赤涩。

注意事项：

1.服药期间忌食辛辣、油腻食物。

2.孕妇忌服。

三黄片

组成：大黄、盐酸小檗碱、黄芩浸膏。

功效与主治：清热解毒，泻火通便。适用于三焦热盛，目赤肿痛，口鼻生疮，咽喉肿痛，牙龈出血，衄血，心烦口渴，尿黄便秘。

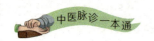

注意事项：

1. 虚寒型便秘者以及平素脾胃虚寒者不宜服用本品。

2. 孕妇慎用。

3. 急慢性肠炎患者禁用。

大黄清胃丸

组成：大黄、黄芩、牵牛子（炒）、胆南星、羌活、白芷、芒硝、槟榔、木通、滑石粉。

功效与主治：清热泻火，通便止痛。用于胃火炽盛所致的便秘，症见口燥舌干、头痛目眩、大便燥结。

注意事项：

1. 本品含有牵牛子，服用量过大时可发生中毒等不良反应。

2. 孕妇忌用。

苁蓉通便口服液

组成：肉苁蓉、何首乌、枳实（麸炒）、蜂蜜。辅料为甜菊糖。

功效与主治：滋阴补肾，润肠通便。用于中老年人，病后产后等虚性便秘及习惯性便秘患者。

注意事项：

1. 实热积滞，大便燥结者不宜用。

2. 孕妇慎用。

半硫丸

组成：半夏（姜制）、硫黄（制）。

功效与主治：温肾通便。主治年老体弱阳虚便秘，年老体弱，或阳气不足所致的便秘。临床表现为面色苍白或暗淡无华，腹中气攻或疼痛，大便艰涩，小便清长，甚则肢体不温，喜热畏寒。

注意事项：

1. 老年气虚，产后血枯，肠胃燥热便秘以及小儿便秘者禁用。

2. 孕妇忌服。

泄泻

泄泻是指排便次数增多，粪质稀溏或存在未消化食物，甚至泻出如水样为主症的病证。在古代，将大便溏薄而势缓者称为泄，大便清稀如水而势急下者称为泻，现临床一般统称泄泻。

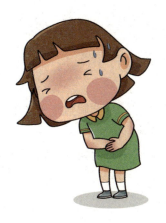

图 2-6　泄泻

【病因病机】

泄泻的病因是多方面的，外感风寒暑热湿等邪气，内伤饮食情志、脏腑失调皆可致泻。主要病机是脾病湿盛，脾胃运化功能失调，肠道分清泌浊、传导功能失司。

【西医病名】

西医学中急慢性肠炎、肠易激综合征、吸收不良综合征等可以参考本病。

【脉象辨别与分析】

1. 脉滑数或濡数　多为湿热泄泻所致。症状多表现为见泄泻胀痛，泻下急迫，或泻而不爽，粪色黄褐，气味臭秽，肛门灼热，烦热口渴，小便短黄，舌质淡或淡红、苔黄腻。

2. 脉浮紧或濡缓　多为寒湿泄泻所致。症状多表现为泄泻清稀，甚如水样，腹痛肠鸣，脘闷食少；兼外感风寒者，则恶寒发热，头痛，肢体酸痛，舌质淡、苔薄白或白腻。

3. 脉细弱　多为脾虚泄泻所致。症状多表现为大便时溏时泻，反复不愈，完谷不化，饮食减少，食后脘闷不舒，稍进油腻食物时，则大便次数明显增加，面色萎黄，神疲倦怠，舌质淡、苔白。

【方剂】

1. 寒湿泄泻可选用藿香正气散。

治法：芳香化湿，解表散寒。

方解：藿香辛温散寒，芳香化湿；白术、茯苓、陈皮、半夏健脾除湿；厚朴、大腹皮理气除满；紫苏、白芷解表散寒。

加减：若表寒重者，可加荆芥、防风疏风散寒；若湿邪偏重，腹满肠

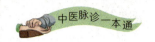

鸣，小便不利，可改用胃苓汤健脾行气祛湿；若寒重于湿，腹胀冷痛者，可用理中丸加味。

2.脾虚泄泻可选用参苓白术散。

治法：健脾益气。

方解：人参、白术、茯苓、甘草健脾益气；砂仁、陈皮、桔梗、扁豆、山药、莲子肉、薏苡仁理气健脾化湿。

加减：若久泻不愈，中气下陷，而兼有脱肛者，可用补中益气汤，以健脾止泻，升阳举陷。

【中成药】

固肠止泻丸

组成：乌梅、黄连、干姜、罂粟壳、延胡索。

功效与主治：调和肝脾，涩肠止痛。适用于肝脾不和导致的泄泻腹痛，症见胁肋部胀满不舒，腹痛欲泻，泻后痛减，情绪紧张时腹痛泄泻易发作，舌淡红苔薄白。

注意事项：

1. 本品含罂粟壳，久用成瘾不可大量以及长时间服用。

2. 若属湿热或伤食泄泻者慎用，主要表现为脘腹灼热，口苦口干，口渴不喜饮，口中异味，腹痛欲泻，泻下不爽，大便黏滞，肛门灼热，舌红苔黄腻。

3.忌食生冷、辛辣、油腻等刺激性食物。

香连丸

组成：黄连、木香。

功效与主治：清热燥湿，行气止痛。适用于湿热类型的泄泻，症状可见大便灼热，臭秽黏腻，肛门灼热，腹痛腹胀，恶心呕吐，苔黄腻等。

注意事项：

1.孕妇慎用。

2.忌食辛辣、油腻食物。

枫蓼肠胃康颗粒

组成：牛耳枫、辣蓼。

功效与主治：清热除湿，解郁化滞。用于治疗伤食泄泻型及湿热泄泻型急性胃肠炎，伴有腹痛腹满、泄泻臭秽、恶心呕腐，或有发热恶寒、苔黄、脉数等。

注意事项：服药期间禁食辛辣食品，戒烟、戒酒。

补脾益肠丸

组成：黄芪、党参（米炒）、砂仁、白芍、白术（土炒）、肉桂、延胡索（制）、干姜、防风、木香、补骨脂（盐制）、赤石脂（煅）、当归、荔枝核、炙甘草。

功效与主治：补中益气，健脾和胃，涩肠止泻。用于治疗脾虚泄泻，或有腹泻、腹痛、腹胀、肠鸣。

注意事项：

1. 服药期间忌食生冷、辛辣、油腻食物。

2. 感冒发热患者慎用；过敏体质者慎用。

3. 孕妇禁用；泄泻时腹部热胀痛者忌服。

人参健脾丸

组成：人参、白术（麸炒）、茯苓、山药、陈皮、木香、砂仁、炙黄芪、当归、酸枣仁（炒）、远志（制）。

功效与主治：健脾益气，和胃止泻。适用于脾气虚弱导致中焦运化无力，症见腹痛腹胀、大便溏泻、饮食不化、恶心呕吐、食欲减退、容易疲倦。

注意事项：

1. 服药期间禁食油腻不易消化的食物，辛辣刺激的食物。

2. 感冒发热病人不宜服用。

胃肠灵胶囊

组成：钻地风、干姜、胡椒、党参、砂仁、白及、海螵蛸、山楂、白芍、甘草。

功效与主治：温中祛寒，健脾止泻。适用于中焦虚寒、寒湿内盛所致的泄泻，症见腹冷隐痛，脘腹痞满，大便稀溏，体倦肢冷。

注意事项：大肠湿热泄泻者忌用；食宜清淡，忌油腻刺激品。

噎膈

噎膈是指吞咽食物哽噎不顺、吞咽困难，食物不能顺利吞咽到胃的一类症状。噎膈二字含义不同，其中，噎是指吞咽之时哽噎不顺；膈是指咽不下去。两者经常同时出现，因此在临床中往往以噎膈并称。

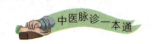
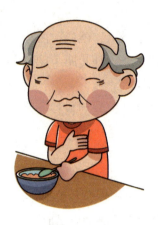

图 2-7　噎膈

【病因病机】

噎膈的常见病因包括瘀血内结、痰气交阻、津亏热结、气虚阳微。噎膈的病机总体来说是气、痰、瘀交结，阻塞食道、胃脘所致。病位在食道，属胃所主，与肝、脾、肾三脏有关。噎膈的基本病机是肝脾肾功能失调，气、痰、血互结，津枯血燥，导致食管狭窄、食管干涩。

【西医病名】

西医学中食管癌、贲门癌，以及贲门痉挛、食管憩室、食管炎、弥漫性食管痉挛等可以参考本病。

【脉象辨别与分析】

1. 脉细涩　多为瘀血内结所致。症状多表现为吞咽食物困难，甚至滴水难进，或者食入即吐，甚至呕吐物如赤豆汁，胸膈疼痛，肌肤枯燥，形体消瘦，面色发黑，舌质紫黯，或舌红少津。

2. 脉弦滑　多为痰气交阻所致。症状多表现为吞咽梗阻，胸膈痞闷，甚则疼痛，心情舒畅时疼痛减轻，精神不佳时则加重，嗳气呃逆，呕吐痰涎，口干咽燥，大便干涩，舌质红、苔薄腻。

3. 脉弦细数　多为津亏热结所致。症状多表现为吞咽哽涩而痛，食物吞咽困难，甚至水饮难进，心烦口干，形体消瘦，肌肤干枯，五心烦热，大便干结，舌红而干，或见有裂纹。

4. 脉细弱　多为气虚阳微所致。症状多表现为长期吞咽困难，吐黏液白沫，面白无华，精神疲惫，形寒气短，面浮足肿，舌质淡、苔白。

【方剂】

1. 痰气交阻型噎膈可选用启膈散。

治法：开郁化痰，润燥降气。

方解：丹参、郁金、砂仁理气化痰解郁；沙参、贝母润燥化痰；茯苓健脾理气；杵头糠治卒噎；荷叶蒂和胃降逆。

加减：若郁久化热，心烦口干者，可加栀子、黄连、山豆根；大便不通，加生大黄、莱菔子；胃失和降，泛吐痰涎者加半夏、陈皮、旋覆花以和胃降逆。

2.瘀血内结型噎膈可选用通幽汤。

治法：滋阴养血，破血行瘀。

方解：方中桃仁、红花活血祛瘀，破结行血；当归、生地、熟地滋阴养血润燥；槟榔下行而破气滞，升麻升清而降浊。

加减：瘀阻显著者，酌加三棱、莪术、炙穿山甲、急性子，增强其破结消瘀之力；若气滞血瘀，胸部胀痛者可用血府逐瘀汤；呕吐较甚，痰涎较多者，加海蛤粉、法半夏、瓜蒌等以化痰止呕。

【中成药】

噎膈丸

组成：核桃仁、白果仁、柿饼（去核去蒂）、黑芝麻、麻油、小茴香、大枣、甘草。

功效与主治：润燥生津，通咽利膈。适用于噎膈，吞咽不适，咽哽干涩，大便秘结等症。

注意事项：

1.高血压、心脏病、肝病、肾病等慢性病患者，需在医师指导下使用。

2.过敏者禁用。

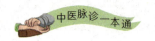

第三章　肝胆病证

胁痛

胁痛是肝胆疾病中常见的症状，以一侧或两侧胁肋部疼痛为主要表现，常伴有口干口苦、恶心呕吐、胸胁刺痛、闷痛、胀痛。

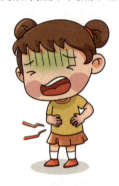

图 3-1　胁痛

【病因病机】

胁痛的病因可以分为肝气郁结、瘀血阻络、湿热蕴结以及肝阴不足等。胁痛的基本病机为肝络失和，其病理变化可归结为"不通则痛"和"不荣则痛"，其中"不通则痛"属实，"不荣则痛"属虚。

【西医病名】

西医学中急、慢性肝炎，肝硬化，肝寄生虫病，肝癌，急、慢性胆囊炎，胆石症，胆道蛔虫病以及肋间神经痛等以胁痛为主症的疾病可以参考本病。

【脉象辨别与分析】

1. 脉弦　多为肝气郁结所致。症状多表现为两侧胁肋胀痛，走窜不定，甚至连及胸肩背部，痛感与情绪变化有关，胸闷，善太息，得嗳气稍舒，伴饮食停滞，纳呆，脘腹胀满，舌质淡、苔薄白。

2. 脉沉弦　多为瘀血阻络所致。症状多表现为胁肋刺痛，痛点固定而拒按，夜晚严重，胁肋下可看到瘀斑，面色晦暗，舌质紫暗、苔少或无。

3. 脉弦滑　多为湿热蕴结所致。症状多表现为胁肋胀痛，纳呆恶心、小便黄，大便不爽，身目发黄，舌质红、苔黄腻。

4. 脉弦细数　多为肝阴不足所致。症状多表现为见胁肋隐痛，绵绵不休，劳累时加重，口干咽燥，心中烦热，眼干眼涩，头晕目眩，舌质红、苔少。

【方剂】

1. 湿热蕴结型胁痛可选用龙胆泻肝汤。

治法：清热化湿，理气通络。

方解：龙胆草、栀子、黄芩清肝泄火；柴胡疏肝理气；木通、泽泻、车前子清利湿热；生地、当归养血清热益肝。

加减：若热重于湿，便秘、腹胀满，可加大黄、芒硝以泄热通便；若白带发黄、发热口渴者，可加茵陈、黄柏以清热除湿退黄。

2. 肝阴不足型胁痛可选用一贯煎。

治法：养阴柔肝。

方解：生地、沙参、麦冬、枸杞、黄精滋补肝肾，养阴柔肝；当归、白芍、炙甘草，滋阴养血，柔肝缓急；川楝子、延胡索疏肝理气止痛。

加减：若阴亏太厉害，舌红而干，可加石斛、玄参、天冬；若肝肾阴虚、头目失养，而见头晕且眩者，可加菊花、女贞子、熟地等；若心神不宁，心烦难以入睡者，可酌配酸枣仁、炒栀子、合欢皮；若阴虚火旺，可酌配黄柏、知母、地骨皮等。

【中成药】

利胆排石颗粒（片）

组成：金钱草、茵陈、黄芩、木香、郁金、大黄、槟榔、麸炒枳实、芒硝、姜厚朴。

功效与主治：清热利湿，利胆排石。适用于胁肋胀痛，自感灼热，身热口渴，口渴不喜饮，口干口苦，恶心呕吐，小便色黄，大便黏滞不爽或秘结，进食油腻食物胀痛加重，舌边尖红苔黄腻。

注意事项：

1. 寒证和气虚型胁痛不适用。

2. 本方中含有郁金，中药郁金与丁香相畏，属配伍禁忌，不可合用。

3. 本药苦寒，易伤正气，体弱年迈者慎服，即使体康壮实者，也不可过服、久服。

4. 本品苦寒通便，既往素体脾胃虚弱、寒湿体质或便溏患者忌用。

5. 孕妇禁用。

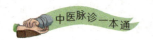

金茵利胆胶囊

组成：茵陈、郁金、金钱草、枳壳。

功效与主治：清热利湿，舒肝利胆。用于治疗肝郁气滞、肝胆湿热症引起的胁痛、胃痛、食少纳呆等。

注意事项：虚寒证患者慎用。忌食辛辣食品，戒烟、戒酒。

柴胡舒肝丸

组成：柴胡、黄芩、薄荷、茯苓、麸炒枳壳、酒白芍、甘草、豆蔻、醋香附、姜半夏、乌药、醋莪术、陈皮、桔梗、姜厚朴、炒山楂、防风、六神曲（炒）、紫苏梗、木香、炒槟榔、醋三棱、酒大黄、青皮（炒）、当归。辅料为蜂蜜。

功效与主治：疏肝解郁，调气止痛。适用于肝郁气滞类型的胆囊炎，症状表现为两胁及胸膈不舒，食后腹胀，反酸烧心，恶心呕吐，脾气急躁易怒，生气时指闷感加重或胀痛，食油腻食物不易消化，舌边尖红。

注意事项：

1. 服药过程如出现神疲乏力、四肢倦怠，脉细的气虚证，或者舌红少苔、口燥咽干、心烦失眠等阴虚证，则应立即停服。

2. 本品含有行气、活血之品，孕妇忌用。

黄疸

黄疸是以目黄、身黄、尿黄为主要表现的一种疾病，其中，眼睛变黄是主要特征。黄疸常与胁痛、癥积、臌胀等病证并见。发病前患者可能有过食油腻、本身患有肝病或跟肝炎患者密切接触或者使用特殊的药物等。疾病的特点是前期先出现感冒症状，不一定身体发黄。

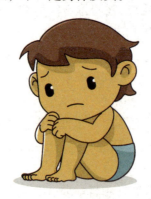

图 3-2　黄疸

【病因病机】

黄疸的病因可以分为外感和内伤两大类，外感多属湿热疫毒所致，内伤常与饮食、劳倦、病后有关。黄疸的病机关键是湿，由于湿邪困遏脾胃，壅塞肝胆，疏泄失常，胆汁泛溢而发生黄疸。

【西医病名】

西医学中肝细胞性黄疸、阻塞性黄疸、溶血性黄疸等可以参考本病。

【脉象辨别与分析】

1. 脉浮弦或弦数　多为温热兼表所致。症状多表现为黄疸初起，目白睛微黄或不明显，尿黄，脘腹满闷，不思饮食，伴有恶寒发热、头身重痛，乏力，舌质淡、苔薄腻。

2. 脉濡缓或弦滑　多为湿重于热所致。症状多表现为身目发黄如同橘子，无发热或身热不扬，头困身重，嗜卧乏力，胸脘痞满，恶心呕吐，小便不利，便稀不爽，舌苔厚腻微黄。

3. 脉弦数或滑数　多为热重于湿所致。症状多表现为身目俱黄，黄疸较重，色泽鲜明，壮热口渴，心中懊恼，口干口苦，食滞纳呆，小便赤黄、短少，大便秘结，舌质红、苔腻或黄糙。

4. 脉濡缓或沉迟　多为寒湿困脾所致。症状多表现为身目俱黄，黄色晦暗不泽，或如烟熏，脘腹胀满，神疲食少，心悸气短，大便溏薄，口淡不渴，舌质淡、苔白腻。

【方剂】

1. 热重于湿型黄疸可以选用茵陈蒿汤。

治法：清热利湿，佐以通腑。

方解：茵陈清热利湿退黄；栀子清泄三焦湿热；大黄降泄胃肠火热。

加减：如胁痛较甚，可加柴胡、郁金、川楝子、延胡索等疏肝理气止痛；如恶心呕吐，可加橘皮、竹茹、半夏等和胃止呕；如热毒内盛，心烦懊恼，可加黄连、龙胆草，以增强清热解毒作用。

2. 寒湿困脾型黄疸可选用茵陈术附汤加减。

治法：温中化湿，健脾和胃。

方解：茵陈除湿利胆，附子、干姜温中散寒，白术、甘草健脾和胃。

加减：胁痛者加泽兰、郁金、赤芍；便溏者加茯苓、泽泻、车前子；若胁腹疼痛作胀，肝脾同病者，当酌加柴胡、香附以疏肝理气。

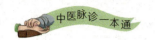

【中成药】

茵栀黄颗粒（口服液）

组成：茵陈提取物、栀子提取物、黄芩苷、金银花提取物。

功效与主治：清热解毒，利湿退黄。适用于肝胆湿热所致的黄疸；症见面目悉黄，胸胁胀痛，恶心呕吐，小便赤黄，舌红苔黄腻，脉弦滑数。

注意事项：

1.本品苦寒清热，一般不宜与肉桂、附子等温热药物同用。

2.寒湿阴黄者不宜使用，症见颜面㿠白、神疲乏力、气短懒言、腰膝酸软、四肢不温。

3.服液期间饮食宜清淡易消化之品，忌酒，忌食辛辣油腻之品。

4.忌发怒忧郁劳碌。

舒胆片

组成：茵陈、栀子、大黄、芒硝、虎杖、郁金、木香、厚朴、枳壳。

功效与主治：清热化湿。利胆排石，行气止痛。用于治疗肝胆湿热，黄疸胁痛，发热口苦，尿赤便燥。

注意事项：

1.孕妇忌服。

2.忌食辛辣食品，戒烟、戒酒。

龙胆泻肝丸

组成：龙胆草、柴胡、泽泻、地黄、黄芩、栀子（炒）、木通、盐车前子、酒当归、炙甘草。

功效与主治：清肝胆，利湿热。适用于肝胆湿热或者肝阳上亢者，症见头晕目眩，耳鸣耳聋，耳肿疼痛，胁痛口苦，尿赤涩痛，湿热带下。

注意事项：

1.本品药物苦寒，主要用于清肝胆实火，脾胃虚寒者慎用。

2.本品含有活血、淡渗利湿之品，孕妇慎用。

3.肾功能不全者不宜服用。

苦胆丸

组成：苦参、龙胆草、黄柏、神曲、大黄、郁金、茵陈、胆汁膏。

功效与主治：清热消炎，利胆退黄，舒肝健胃。主治湿热蕴结、肝胃不和所致的黄疸，症见胁肋胀痛，时时泛恶，厌食厌油，大便秘结，小便黄赤，舌质红黄厚或腻，脉弦或濡。

注意事项：寒湿证者忌服。

胆胀

胆胀是指由于湿热痰浊导致胆气疹滞不畅，气机通降失常所引起的以右胁胀痛且反复发作为主要临床表现的一种病证，在食用油腻的食物之后容易发作。胆胀多发生在40岁至65岁中老年人群体，发病率女性高于男性，胖人高于瘦人。

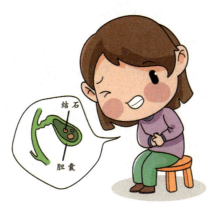

图 3-3　胆胀

【病因病机】

胆胀病的发生，多与肝胆气郁、胆腑郁热、气滞血瘀、肝胆湿热有关。主要病机是气滞、热郁、瘀血、沙石、湿阻导致肝胆气郁，胆失通降，影响正常生理功能。

【西医病名】

西医学中慢性胆囊炎、胆石症可以参考本病。

【脉象辨别与分析】

1. 脉弦大　多为肝胆气郁所致。症状多表现为右上腹胀满疼痛，连及右肩，发怒时加重，胸闷而善太息，呕恶频作，吞酸嗳腐，舌质淡、苔白腻。

2. 脉弦数　多为胆腑郁热所致。症状多表现为右胁部灼热疼痛，口苦咽干，面红目赤，大便秘结，小便短赤，心烦失眠，舌质红、苔黄厚而干。

3. 脉弦细涩　多为气滞血瘀所致。症状多表现为右胁部刺痛较剧，痛点固定，拒按，面色晦暗，口干口苦，舌质紫黯或舌边有瘀斑。

4. 脉弦滑　多为肝胆湿热所致。症状多表现为右胁胀满疼痛，胸闷纳呆，恶心呕吐，口苦心烦，大便黏滞，或见黄疸，舌质红、苔黄腻。

【方剂】

胆腑都热型胆胀可选用清胆汤。

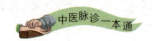

治法：清泻肝胆之火，解郁止痛。

方解：大黄、栀子、蒲公英、金钱草、瓜蒌、黄连、柴胡、白芍清泻郁火；郁金、延胡索、木香、川楝子、枳壳解郁止痛。

加减：心烦失眠者加丹参、炒枣仁；黄疸加茵陈、枳壳；口渴喜饮加天花粉、麦冬；恶心欲吐加半夏、竹茹。

【中成药】

消炎利胆片

组成：穿心莲、溪黄草、苦木。

功效与主治：清热祛湿。适用于湿热类型的急慢性胆囊炎及胆管炎，症状表现为两胁灼热胀痛，口苦口干，口渴不喜饮，脾气急躁易怒，食欲不振，食少腹胀，恶心欲吐，小便短色黄，大便黏滞不爽，舌红苔黄腻。

注意事项：

1. 本品药性苦寒，脾胃虚寒者慎用，在有适应证时，仍需从小剂量开始服用，不可作为预防药用。

2. 本品含有苦木，有一定毒性，不宜过量、久服。

3. 孕妇、儿童、老人慎用。

胆石通胶囊

组成：蒲公英、水线草、绵茵陈、广金钱草、溪黄草、大黄、枳壳、柴胡、黄芩、鹅胆粉。

功效与主治：清热利湿，利胆排石。适用于湿热气郁类型的胆石症，症状表现为两胁胀痛，右上腹胀痛不舒，胸膈脘腹堵闷不适，恶心呕吐，口苦口干，口渴喜饮，小便色黄，大便黏滞不爽，舌红苔黄腻。

注意事项：

1. 肝阴不足型胆胀不宜使用，症状表现为两胁胀痛或刺痛或拘急，痛处不定或痛处固定，气急易怒，心烦盗汗，失眠健忘，女子月经量少，经前乳房胀痛，口渴喜饮。

2. 本品合通下破气药物，会影响孕妇和胎儿，孕妇忌用。

3. 本方苦寒不易消化，严重消化道溃疡、心脏病及重症肌无力者忌服。

肝福冲剂

组成：茵陈、柴胡（制）、黄芩、金钱草、板蓝根、栀子、枳壳（炒）、五味子。

功效与主治：清热，利湿，舒肝，理气。用于急性黄疸性肝炎，慢性肝炎活动期，急慢性胆囊炎。

胆宁片

组成：青皮、陈皮、郁金、虎杖、山楂、白茅根、大黄。

功效与主治：疏肝利胆，清热通下。用于肝郁气滞、湿热未清所致的右上腹隐隐作痛、胃纳不香、嗳气、便秘、口不干、舌苔薄腻、脉平或弦。

注意事项：

1. 肝肾不足、血虚肝旺所致胁痛者不宜使用。

2. 孕妇忌用。

3. 本品主要适用于泥沙样或较小的结石，若结石较大，或出现梗阻，应及时就医。

4. 服用本品后，每日排便增至3次以上者，应酌情减量。

臌 胀

臌胀是由于肝脾功能受损，气机疏泄失常进而导致水液运化无能，以腹胀大如鼓、皮色苍黄、脉络暴露为主要临床表现，严重的患者像怀孕十月的孕妇，肚子表面可以看到清晰血管。在古医籍中臌胀又被称为单腹盅、臌、蜘蛛盅等。

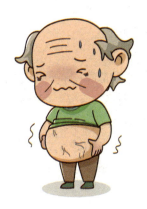

图 3-4　臌胀

【病因病机】

臌胀的病因包括气滞湿阻、寒湿困脾、湿热蕴结、肝脾血瘀、脾肾阳虚等。臌胀的病机为肝脾肾三脏功能失调，气滞、瘀血、水饮互结于腹中，具有本虚标实的特点。

【西医病名】

西医学中肝硬化、腹内癌肿等所致的腹水可以参考本病。

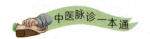

【脉象辨别与分析】

1. **脉弦细** 多为气滞湿阻所致。症状多表现为腹部胀大，按之不坚，胁下胀满或疼痛，饮食减少，食后腹胀，嗳气或矢气后稍减，小便短少，舌质淡、苔白腻。

2. **脉弦迟** 多为寒湿困脾所致。症状多表现为腹大胀满，按之如囊裹水，甚至面目浮肿，脘痞腹胀，得热稍舒，神疲怯寒，小便少，大便溏薄，舌质淡、苔白腻。

3. **脉弦数** 多为湿热蕴结所致。症状多表现为腹大坚满，脘腹绷急，烦热口苦，渴不欲饮，小便赤涩，大便秘结或溏薄，或有面目肌肤发黄，舌尖边红、苔黄腻或灰黑而润。

4. **脉细涩** 多为肝脾血瘀所致。症状多表现为腹大坚满，按之不陷而硬，青筋显露，胁下刺痛拒按，面色晦暗，头颈胸臂等处可见血痣或者蟹爪纹，唇色紫暗，口干饮水却不欲下咽，舌质紫黯或边有瘀点、瘀斑。

5. **脉沉弱** 多为脾肾阳虚所致。症状多表现为腹大胀满，像青蛙肚子一样，朝宽暮急，面色苍黄，胸闷纳呆，畏寒肢冷，全身水肿，小便不利，大便溏薄，舌质淡、舌体胖、舌边有齿痕、苔厚腻而水滑。

【方剂】

寒湿困脾型臌胀可选用实脾饮。

治法：温中健脾，行气利水。

方解：附子、干姜、白术振奋脾阳；厚朴、木香、草果理气健脾燥湿；木瓜、槟榔、茯苓行气利水；甘草、生姜、大枣调和胃气。

加减：气虚少气者可酌加黄芪、党参；浮肿较甚，小便短少，可加肉桂、猪苓、车前子温阳化气，利水消肿；如胁腹痛胀，可加郁金、香附、青皮、砂仁等理气和络；脘腹胀闷加郁金、枳壳、砂仁。

【中成药】

消水导滞丸

组成：牵牛子、山楂（焦）、大黄、猪牙皂。

功效与主治：利水通腑，消食化滞。主治肠胃积滞，宿食难消，蓄水腹胀。

注意事项：孕妇忌用；体虚者忌用。

复方鳖甲软肝片

组成：鳖甲（制）、莪术、赤芍、当归、三七、党参、黄芪、紫河车、冬虫夏草、板蓝根、连翘。

功效与主治：软坚散结，活血化瘀。适用于气滞血瘀的症状，例如胁肋部隐痛或肋下有痞块，面色发暗，腹部胀满，食欲差，大便溏稀，神疲乏力，口干口苦，赤缕红丝等。

注意事项：本品活血力度大，孕妇忌服。

四消丸

组成：牵牛子（炒）、五灵脂（醋炒）、香附（醋炒）、大黄（酒炒）、猪牙皂（炒）、槟榔。

功效与主治：消水消痰，消食消气，导滞通便。主治一切气食痰水，停积不化，胸脘饱闷，腹胀疼痛，大便秘结。用于有腹胀、腹水、肝脾大、大便秘结等症状的肝硬化、肾炎及心脏病水肿（腹水）、习惯性便秘等。

注意事项：

1. 身体虚弱、脾虚便溏并外感者均忌服。

2. 孕妇忌服。

安络化纤丸

组成：地黄、三七、水蛭、僵蚕、地龙、白术、郁金、牛黄、瓦楞子、牡丹皮、大黄、生麦芽、鸡内金、水牛角浓缩粉，辅料为被他环糊精。

功效与主治：凉血活血，软坚散结。适用于患者出现胁肋部疼痛，腹部胀满，短气乏力，口干舌燥，便溏不爽、小便黄等症状。

注意事项：孕妇禁服。

肝癌

肝癌是临床常见恶性肿瘤，临床以右胁肿硬疼痛，消瘦，食欲不振，乏力，或有黄疸或昏迷等为主要表现。

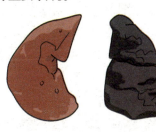

正常肝脏　　肝癌

图 3-5　肝癌

【病因病机】

肝癌的病因多与肝气郁结、气滞血瘀、湿热聚毒或者肝阴亏虚等有关。

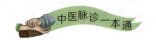

各种病因使气、血、湿、热、瘀、毒互结而成肝癌。

【西医病名】

西医学中原发性肝癌可以参考本病。

【脉象辨别与分析】

1. 脉弦　多为肝气郁结所致。症状多表现为右胁部胀满疼痛，胸闷不舒，善太息，纳呆少食，时有腹泻，右胁下肿块，舌苔薄腻。

2. 脉弦涩或细涩　多为气滞血瘀所致。症状多表现为右胁刺痛，胁下肿块巨大，拒按，夜晚疼痛加重，脘腹胀满，食欲缺乏，神倦纳少，面色晦暗，舌质紫黯或有瘀点、瘀斑。

3. 脉弦滑或弦数　多为湿热聚毒所致。症状多表现为右胁痛甚，胁下结块坚硬，心烦易怒，口干口苦，食少纳呆，脘腹痞胀，身目俱黄，小便黄赤，大便干结，舌质红、苔黄腻。

4. 脉细而数　多为肝阴亏虚所致。症状多表现为见胁肋部隐痛，五心烦热，口燥咽干，头晕目眩，食少腹部胀满，青筋暴露，舌质红而少苔。

【方剂】

肝气郁结型肝癌可选用柴胡疏肝散辅助治疗。

治法：疏肝健脾，活血化瘀。

方解：柴胡、陈皮、枳壳、香附疏肝理气；川芎化瘀。

加减：可根据实际情况加广郁金、生薏米、白术、黄芪健脾理气。

【中成药】

槐耳颗粒

组成：槐耳菌质。

功效与主治：扶正固本，活血消癥。用于治疗正气虚弱、瘀血阻滞的肝癌，有改善肝区疼痛、腹胀、乏力的作用。

注意事项：妇女经期及孕妇慎用。

艾迪注射液

组成：斑蝥、人参、黄芪、刺五加。

功效与主治：清热解毒，消瘀散结。用于瘀毒内结所致的原发性肝癌、肺癌、直肠癌、恶性淋巴瘤、妇科恶性肿瘤。

注意事项：

1.有出血倾向者慎用，孕妇忌用；肝功不良者遵医嘱。

2.本品不宜与其他药物同时静脉滴注。

3.用药期间忌食辛辣燥热之品，饮食宜清淡而富营养。

第四章　心脑病证

不寐

不寐是以经常不能获得正常睡眠为特征的一类病证，包括入睡困难、睡眠时间大幅度减少、睡眠质量差，睡时容易醒或醒后不能再寐，严重者彻夜不寐，对人们正常工作、生活、学习和健康存在一定影响。

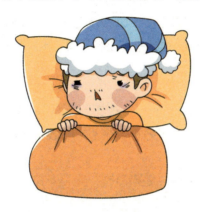

图 4-1　不寐

【病因病机】

不寐的病因有很多，常见病因包括心火炽盛、肝郁化火、痰热内扰、阴虚火旺等等。不寐的病机总属阳盛阴衰，阴阳失交。

【西医病名】

西医学中失眠、神经官能症、更年期综合征等可以参考本病。

【脉象辨别与分析】

1. 脉数有力或细数　多为心火炽盛所致。症状多表现为心烦不寐，躁扰不宁，口干舌燥，小便短赤，口舌生疮，舌尖红、苔薄黄。

2. 脉弦而数　多为肝郁化火所致。症状多表现为急躁易怒、不寐多梦，甚至彻夜不眠，常伴见头晕头胀，目赤耳鸣，口干口苦，便秘尿赤，舌质红、苔黄。

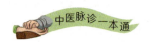

3. 脉滑数　多为痰热内扰所致。症状多表现为胸闷，心烦不寐，泛恶，嗳气，并伴见头重目眩，口苦，舌质红、苔黄腻。

4. 脉细而数　多为阴虚火旺所致。症状多表现为心悸多梦，心烦不寐，腰膝酸软，头晕耳鸣，健忘，潮热盗汗，咽干少津，五心烦热，男子遗精，女子月经不调，舌质红而少苔。

【方剂】

痰热内扰型不寐可选用黄连温胆汤。

治法：清化痰热，和中安神。

方解：半夏、茯苓、陈皮、枳实健脾和胃，化痰理气；黄连、竹茹清心降火；龙齿、珍珠母、磁石镇静安神。

加减：不寐伴脘腹胀满，胸闷嗳气，大便不爽，苔腻脉滑，加用半夏秫米汤和胃健脾降气；若饮食停滞，嗳腐吞酸，脘腹胀痛，可酌情加神曲、莱菔子、焦山楂以消食和胃；心悸动甚加珍珠母、朱砂。

【中成药】

甜梦口服液

组成：刺五加、黄精、蚕蛾、桑椹、党参、黄芪、砂仁、枸杞子、山楂、熟地黄、淫羊藿（制）、陈皮、茯苓、马钱子（制）、法半夏、泽泻、山药。

功效与主治：益气补肾，健脾和胃，养心安神。用于治疗头晕耳鸣，视减听衰，失眠健忘等。

注意事项：运动员慎用。

朱砂安神丸

组成：朱砂、黄连、炙甘草、生地黄、当归。

功效与主治：镇心安神，清热养血。适用于失眠心悸，口干口渴，胸中烦躁，舌尖红，脉细数。

注意事项：

1. 本品与碘溴化物不宜合用，朱砂主要成分为硫化氯，在胃肠道遇到碘、溴化物反应，产生刺激性的碘化汞、溴化汞，生成赤痢样大便，进而引起医源性肠炎。

2. 本品滋腻寒凉，平素脾胃虚寒的患者不宜使用，症见腹部怕冷，大便溏稀，气短无力，面色苍白或萎黄者勿用。

3. 本品不适用于由于消化能力差导致失眠心慌。

4. 本方中的朱砂组成成分有硫化汞，服用过多会导致汞中毒。

安神温胆丸

组成：制半夏、陈皮、竹茹、酸枣仁、枳实、远志、五味子、人参、熟地黄、茯苓、朱砂、甘草、大枣。

功效与主治：和胃化痰，安神定志。适用于痰浊扰心类型的不寐，症见心胆虚怯，遇事惊慌，心悸心慌，恐惧不安，虚烦不得眠，苔腻。

注意事项：

1. 本品下气化痰，孕妇忌服。

2. 不宜与酚妥拉明、妥拉苏林、酚苄明等 α–受体阻滞剂同用。

3. 不宜与洋地黄等强心苷类同用。

4. 本品不宜与单胺氧化酶抑制剂同用。

百乐眠胶囊

组成：百合、刺五加、首乌藤、合欢花、珍珠母、石膏、酸枣仁、茯苓、远志、玄参、地黄、麦冬、五味子、灯芯草、丹参。

功效与主治：滋阴清热，养心安神。用于肝郁阴虚型失眠症，症见入睡困难，多梦易醒，醒后不眠，头晕乏力，烦躁易怒，心悸不安等。

注意事项：

1. 忌烟酒及辛辣、油腻食物。

2. 保持心情舒畅，切忌生气恼怒。

柏子养心丸

组成：柏子仁、党参、炙黄芪、川芎、当归、茯苓、制远志、酸枣仁、肉桂、醋五味子、半夏曲、炙甘草、朱砂。

功效与主治：养血安神。适用于心气不足，心血亏虚导致的不寐，症见失眠多梦，心悸，记忆力减退，舌色淡苔薄白等症状明显者。

注意事项：

1. 本品含朱砂，不适合久服，同时禁止与溴化物、碘化物同服。

2. 本品宜饭后一小时服用。

益心宁神片

组成：人参茎叶总皂苷、灵芝、合欢藤、五味子。

功效与主治：补气生津，养心安神。用于心气不足、心阴亏虚所致的失眠多梦、心悸、记忆力减退、健忘；多汗、面色无华、舌淡红、苔少、脉细弱；神经衰弱见上述证候者。

注意事项：

1. 邪热内盛、痰瘀壅滞之失眠、心悸、健忘者均慎用。

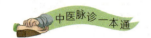

2. 胃酸过多者不宜服用。

天王补心丹

组成：人参、茯苓、玄参、丹参、桔梗、远志、当归、五味子、麦冬、天冬、柏子仁、酸枣仁、生地黄。

功效与主治：滋阴清热，养血安神。适用于阴血不足导致不寐，多见于更年期妇女失眠健忘，头眩心悸，心情烦躁易怒。

注意事项：

1. 本方滋阴之品较多，药性寒凉，脾胃虚弱的患者服用本方可能不易消化，滋腻碍胃。

2. 外感发热阶段不宜服用。

养血安神片

组成：乌藤、鸡血藤、熟地黄、地黄、合欢皮、墨旱莲、仙鹤草。辅料为硬脂酸镁、蔗糖、滑石粉等。

功效与主治：养血安神。用于失眠多梦，心悸头晕。

注意事项：胃虚寒，大便溏者忌服。

心悸

心悸是指患者自觉心中悸动，惊惕不安，甚则不能自主的一种病证，且常伴胸闷、气短、失眠、健忘、眩晕、耳鸣等症。常常因情志波动或劳累过度而发作，病情较轻者为惊悸，病情较重者为怔忡，可呈持续性。

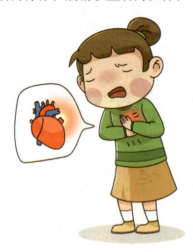

图 4-2　心悸

【病因病机】

心悸的发生多因心脾两虚、心虚胆怯、心阳不振、心血瘀阻、痰火扰心等，以致气血阴阳亏损，心神失养，心主不安，或痰、饮、火、瘀阻滞心脉，扰乱心神。其病位在心，而与肝、脾、肾、肺四脏密切相关。

【西医病名】

西医学中心律失常可以参考本病。

【脉象辨别与分析】

1. 脉细略数或细弦　多为心虚胆怯所致。症状多表现为心悸不安，善惊易恐，坐卧不安，睡眠质量差，多梦而易惊醒，食少纳呆，恶闻声响，舌质淡、苔薄白。

2. 脉细弱而结代　多为心脾两虚所致。症状多表现为心悸气短，头晕目眩，失眠健忘，面色无华，倦怠乏力，纳呆食少，腹胀便溏，多梦少寐，健忘，舌质淡红。

3. 脉虚而促或结代　多为心阳不振所致。症状多表现为心悸不安，胸闷气短，动则尤甚，面色苍白，形寒肢冷，舌质淡、苔白。

4. 脉涩或结或代　多为心血瘀阻所致。症状多表现为心悸不安，胸闷不舒，心痛时作，像针刺一样，唇甲青紫，舌质紫黯或有瘀点、瘀斑。

5. 脉滑而促或结代　多为痰火扰心所致。症状多表现为心悸时发时止，受惊时容易发作，胸闷烦躁，少寐多梦，口干苦，大便秘结，小便短赤，舌质红、苔黄腻。

【方剂】

心阳不振型心悸可选用桂枝甘草龙骨牡蛎汤合参附汤加减。

治法：温补心阳，安神定悸。

方解：桂枝、附子温振心阳；人参、黄芪益气助阳；麦冬、枸杞滋阴；炙甘草益气养心；龙骨、牡蛎重镇安神定悸。

【中成药】

复脉汤（合剂）

组成：炙甘草、党参、大枣、生地黄、麦冬、火麻仁、阿胶、桂枝、生姜。

功效与主治：补血复脉，滋阴。用于脉结代，心悸怔忡，体虚气短，干咳无痰，虚烦眠差，自汗盗汗，大便干结，咽干舌燥，脉虚数。

注意事项：胃肠虚弱或腹泻者忌用。

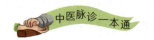

补心气口服液

组成：黄芪、人参、石菖蒲、薤白。

功效与主治：补益心气，理气止痛。适用于心气虚损型心悸，症见心悸、气短、乏力、头晕等；冠心病、心绞痛见上述证候者。

注意事项：避免过度操劳、剧烈运动，注意适量运动，保持良好心情，少吸烟、少喝酒。

参松养心胶囊

组成：人参、麦冬、山茱萸、丹参、酸枣仁（炒）、桑寄生、赤芍、土鳖虫、甘松、黄连、南五味子、龙骨。

功效与主治：益气养阴，活血通络，清心安神。用于心悸患者，症见心悸不安，气短乏力，动则加剧，胸部闷痛，失眠多梦，盗汗，神倦懒言。

注意事项：孕妇慎用。

生脉饮

组成：红参（党参）、麦冬、五味子。

功效与主治：益气复脉，养阴生津。适用于气阴两亏类型的心悸，症见心悸气短，胸闷短气，脉微自汗；冠心病、绞痛见上述证候者。

注意事项：

1. 凡脾胃虚弱，容易受刺激，呕吐泄泻，腹胀便溏、咳嗽白痰者慎用。

2. 暑热、咳而尚有表证未解者禁用。

3. 本品宜饭前服用。

安神补心胶囊

组成：丹参、五味子（蒸）、石菖蒲、安神膏。

功效与主治：益气滋阴，养血安神。用于治疗心悸、失眠、头晕、耳鸣。

注意事项：

1. 儿童、孕妇慎用。

2. 忌食辛辣食品，戒烟、戒酒。

眩晕

眩晕是指头晕眼花，看东西不清晰。轻症患者闭上眼睛会好转，重症患者像晕车一样，不能站稳，或伴有恶心、呕吐、汗出，甚则昏倒等。一般而言，眩是指眼花或眼前发黑，晕是指头晕甚或感觉自身或外界景物旋转。因为二者常同时并见，所以经常被统称为"眩晕"。

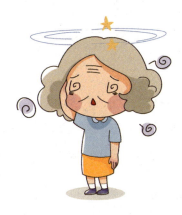

图 4-3　眩晕

【病因病机】

眩晕的病因主要有瘀血、气血亏虚、痰浊上蒙、风阳上扰等，病性虚实都有，以虚为主，病位在于头窍，其病变脏腑与肝、脾、肾三脏相关。

【西医病名】

西医学中高血压、低血压、低血糖、梅尼埃综合征、脑动脉硬化、贫血、神经衰弱等病可以参考本病。

【脉象辨别与分析】

1. 脉弦细数　多为风阳上扰所致。症状多表现为眩晕耳鸣，头目胀痛，遇烦劳郁怒时加重，肢体颤震，甚至仆倒，舌质红、苔黄。

2. 脉弦滑　多为痰浊上蒙所致。症状多表现为头重昏蒙，眩晕，视物旋转，胸闷恶心，呕吐痰涎，舌质淡、苔白腻。

3. 脉弦涩或细涩　多为瘀血阻窍所致。症状多表现为眩晕头痛，失眠健忘，心悸，精神萎靡，耳鸣耳聋，面唇紫黯，舌质紫黯、有瘀点或瘀斑。

4. 脉细弱　多为气血亏虚所致。症状多表现为头晕目眩，动则加剧，劳累即发，面色㿠白，神疲乏力，心悸少寐，唇甲不华，舌质淡、苔薄白。

【方剂】

风阳上扰可选用天麻钩藤饮加减。

治法：平肝潜阳，滋养肝肾。

方解：天麻、石决明、钩藤平肝潜阳息风；黄芩、山栀、菊花清肝泻火；牛膝、杜仲、桑寄生补益肝肾；白芍柔肝养阴。

加减：若肝火上炎，口苦目赤，烦躁易怒者，酌加龙胆草、丹皮、夏枯草；若肝肾阴虚较甚，可酌加枸杞子、首乌、生地、麦冬、玄参；若风阳较

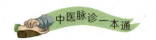

甚者，加生龙骨、羚羊角、生牡蛎、珍珠母；若见目赤便秘，可选加大黄、芒硝以通腑泄热。

【中成药】

山菊降压片

组成：山楂、菊花、夏枯草、小蓟、泽泻、决明子。

功效与主治：平肝潜阳。适用于阴虚阳亢导致的头痛眩晕、耳鸣健忘、腰膝酸软，五心烦热、心悸失眠、记忆力减退，舌暗红、苔薄黄、脉弦。

注意事项：

1. 气血两虚型眩晕者忌服。

2. 饮食宜选择清淡易消化之品，忌辛辣油腻食物。

强力定眩片

组成：天麻、杜仲、野菊花、杜仲叶、川芎。

功效与主治：定眩，降脂，降压。适用于各种眩晕。

注意事项：高血压危象患者应慎服或遵医嘱。忌食辛辣食品，戒烟、戒酒。

清眩片

组成：川芎、白芷、薄荷、荆芥穗、石膏。

功效与主治：散风清热。适用于肝阳上亢导致的头晕目眩，眼睛流热泪，心情烦躁，口干口渴，大便燥结等。

注意事项：本品活血行气，不适用于阴虚阳亢型眩晕。

全天麻胶囊

组成：天麻。

功效与主治：平肝，熄风，止痉。用于肝风上扰所致的眩晕。

注意事项：气血亏虚引起的眩晕，应根据情况辨证用药，不宜单独使用本品。

眩晕宁片（颗粒）

组成：泽泻、白术、茯苓、半夏（制）、女贞子、墨草莲、菊花、牛膝、陈皮、甘草。辅料为淀粉、二氧化硅、微晶纤维素、硬脂酸镁、滑石粉、薄膜包衣预混剂。

功效与主治：滋阴补肾，祛湿化痰。适用于肝肾不足、痰湿阻滞导致的眩晕，症见头昏沉，腰酸酸软乏力，健忘，腹部胀满、恶心呕吐等。

注意事项：

1. 服本药时少吃生冷油腻难消化以及辛辣刺激性的食品，例如雪糕、低于体温的水果、奶制品、葱姜蒜等。

2. 本品在饭后一小时后服用。

逐瘀通脉胶囊

组成：水蛭、桃仁、虻虫、大黄。

功效与主治：破血逐瘀，通经活络。适用于血瘀型眩晕证，症见眩晕、头痛耳鸣、舌质暗红、脉沉涩。

注意事项：孕妇及有出血倾向者，素体虚及体虚便溏者均慎用。

胸痹

胸痹是正气亏虚、痰浊、瘀血、气滞、寒凝等因素引起心脉痹阻不畅，临床症状以胸部闷痛，甚则胸痛彻背，喘息不得卧为主症。

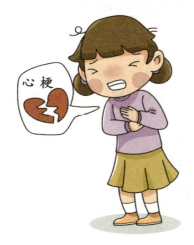

图 4-4　胸痹

【**病因病机**】

肾阳虚衰，心气不足，瘀血痹阻，情志失调为胸痹的常见病因，其主要病机为心脉痹阻。胸痹病位以心为主，多与肝、脾、肾三脏功能失调有关。

【**西医病名**】

西医学中缺血性心脏病（不包括心肌梗死）可以参考本病。

【**脉象辨别与分析**】

1. 脉沉细迟　多为肾阳虚衰，心气不足所致。症状多表现为心悸心痛、胸闷、气短、自汗，动则更甚，神倦怯寒，面白无华，四肢欠温或肿胀等。

2. 脉细弦　多为情志不遂，心气郁结所致。症状多表现为心胸满闷、隐

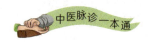

痛阵发、痛无定处、时欲太息。

3. 脉弦涩　多为瘀血痹阻所致。症状多表现为心胸疼痛剧烈，如刺如绞，痛有定处，甚至痛引肩背。

【方剂】

瘀血痹阻型胸痹可选用血府逐瘀汤加减。

治法：活血化瘀，通脉止痛。

方解：川芎、桃仁、红花、赤芍活血化瘀；柴胡、桔梗、枳壳、牛膝调畅气机，行气活血；当归、生地补养阴血；降香、郁金理气止痛。

加减：若血瘀气滞并重，胸闷痛甚者，可加沉香、檀香等辛香理气止痛之药；若瘀血痹阻严重，胸痛剧烈，可加乳香、没药、郁金、降香、丹参等；若寒凝血瘀或阳虚血瘀，伴畏寒肢冷，脉沉细或沉迟者，可加桂枝或肉桂、细辛、高良姜、薤白等温通散寒之品。

【中成药】

丹芎通脉颗粒

组成：丹参、红花、川芎、赤芍、延胡索、枸杞子、制何首乌、香附。

功效与主治：活血理气，滋补肾阴。用于冠心病心绞痛、气滞血瘀兼肾阴不足，症见胸闷，胸痛，心悸，头晕，失眠，耳鸣，腰膝酸软。

注意事项：孕妇慎用；有出血倾向者慎用；本品有轻度降血压作用，服药期间请注意血压变化。

复方丹参滴丸（片、胶囊、颗粒）

组成：丹参、三七、冰片。

功效与主治：活血化瘀，理气止痛。用于气滞血瘀所致的胸痹，症见胸闷、心前区刺痛。

注意事项：

1. 脾胃虚寒患者慎用，宜饭后服用。

2. 孕妇禁用。

麝香保心丸

组成：麝香、人参、肉桂、苏合香、蟾酥、人工牛黄、冰片。

功效与主治：芳香温通，益气强心。适用于气滞血瘀所致的胸痹，症见心前区疼痛、固定不移。

注意事项：

1. 孕妇禁用。

2. 本品中蟾酥有强心作用，不宜过用久用；亦不宜与洋地黄类药物同用。

3. 本品不适用于阴虚火热型胸痹，症见舌红苔少、心烦、手足心热、失眠多梦等症状明且者不宜服用。

通心络胶囊

组成：人参、水蛭、全蝎、赤芍、蝉蜕、土鳖虫、蜈蚣、檀香、降香、乳香（制）、酸枣仁（炒）、冰片。

功效与主治：益气活血，通络止痛。适用于心气虚乏，血瘀络阻类型的冠心病心绞痛，症见胸部憋闷、刺痛、绞痛、固定不移，心悸自汗，气短乏力，舌质紫暗或有瘀斑。

注意事项：

1. 孕妇禁用，月经期、出血倾向者慎用。

2. 宜饭后服。

速效救心丸

组成：川芎、冰片。

功效与主治：行气活血，祛瘀止痛。适用于气滞血瘀型冠心病、心绞痛，症见胸部刺痛，且痛点固定，呼吸不畅，舌质暗，有瘀斑。

注意事项：

1. 孕妇禁用。

2. 伴有中重度心力衰竭的心肌缺血者慎用。

冠心苏合丸

组成：冰片、青木香、乳香、苏合香、檀香。

功效与主治：理气宽胸，止痛。用于心绞痛，胸闷憋气。

注意事项：冠心苏合丸忌长期服用；阴虚火旺型患者应忌服；闭证和脱证忌用。

血府逐瘀口服液（胶囊）

组成：桃仁、红花、当归、川芎、地黄、赤芍、牛膝、柴胡、枳壳、桔梗、甘草。

功效与主治：活血化瘀，行气止痛。适用于气滞血瘀所致胸痹心痛，症见胸闷胸痛，夜晚加重，舌暗有瘀斑等。

注意事项：

1. 体质虚弱见气短、乏力、易感冒者慎服。

2. 宜饭后服用。

3. 孕妇忌用。

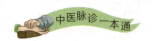

冠心舒通胶囊

组成：广枣、丹参、丁香、冰片、天竺黄。

功效与主治：活血化瘀，通经活络，行气止痛。用于胸痹心血瘀阻证，症见胸痛、胸闷、心慌、气短等。

注意事项：孕妇禁用。

中风

中风病是由于风、火、痰、瘀、虚，气血逆乱，导致脑脉痹阻或血溢脑脉之外，引起脑髓受损、神机失灵、经络不利所致，临床以突然昏仆、半身不遂、口舌歪斜、说话不利索、偏身麻木为主症。

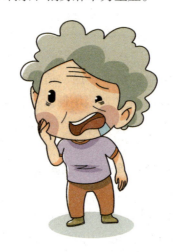

图 4-5 中风

【病因病机】

中风的发生多与风痰瘀血、痹阻脉络，肝阳暴亢、风火上扰，痰热腑实、风痰上扰，气虚血瘀，阴虚风动，痰热内闭消窍，痰湿蒙塞心神，元气败脱、神明散乱等有关。中风的基本病机总属阴阳失调，气血逆乱。病位在心脑，与肝肾密切相关。

【西医病名】

西医学中出血性中风与缺血性中风可以参考本病。

【脉象辨别与分析】

1. 脉弦滑　多为风痰瘀血、痹阻脉络所致。症状多表现为半身不遂，口舌歪斜，舌强言謇，语言不利，肌肤不仁，手足麻木，头晕目眩，舌质黯淡、苔薄白或白腻。

2. 脉弦数有力　多为肝阳暴亢、风火上扰所致。症状包括头晕头痛，偏身麻木，舌强言謇或不语，或口舌歪斜，甚至半身不遂，面红目赤，口苦咽干，心烦易怒，尿赤便干，舌质红或红绛、苔薄黄。

3. 脉弦滑或偏瘫侧脉弦滑而大　多为痰热腑实、风痰上扰所致。症状多表现为半身不遂，口舌歪斜，言语謇涩或不语，偏身麻木，肢体强急，腹胀便秘，头晕目眩，咳痰或痰多，便有腹胀、便秘，舌质黯红或黯淡、苔黄或黄腻。

4. 脉沉细、细缓或细弦　多为气虚血瘀所致。症状多表现为半身不遂，口舌歪斜，言语謇涩或不语，偏身麻木，面色㿠白，气短乏力，口角流涎，自汗，心悸，大便溏薄，手足肿胀，舌质淡、苔薄白或白腻。

5. 脉细弦或细弦数　多为阴虚风动所致。症状多表现为头晕耳鸣，突发口眼歪斜，言语不利，偏身麻木，甚至半身不遂，烦躁失眠，手足心热，舌质红绛或黯红、苔少或无苔。

6. 脉弦滑数　多为痰热内闭消窍所致。症状多表现为起病骤急，神昏或昏聩，半身不遂，鼻鼾痰鸣，肢体强痉拘急，项背身热，躁扰不宁，甚至手足厥冷，频繁抽搐，偶见呕血，舌质红绛、苔黄腻或干腻。

7. 脉沉滑或沉缓　多为痰湿蒙塞心神所致。症状多表现为神昏，半身不遂，肢体松懈，瘫软不温，甚至四肢逆冷，面白唇黯，痰涎壅盛，舌质黯淡、苔白腻。

8. 脉沉缓、沉微　多为元气败脱、神明散乱所致。症状多表现为突然神昏或昏聩，肢体瘫痪，手撒肢冷汗多，重则周身湿冷，二便失禁，舌痿、质紫黯、苔白腻。

【方剂】

阴虚风动型中风可选用镇肝息风汤加减。

治法：滋阴潜阳，息风通络。

方解：白芍、天冬、玄参、枸杞子滋阴柔肝息风；龙骨、牡蛎、龟板、代赭石镇肝潜阳；牛膝、当归活血化瘀，且引血下行；天麻、钩藤平肝息风。

加减：痰热较重，苔黄腻，加胆星、川贝母、竹沥以清热化痰；阴虚阳亢，肝火偏旺，心中烦热，可加栀子、黄芩清热除烦。

【中成药】

安宫牛黄丸

组成：牛黄、水牛角浓缩粉、人工麝香、珍珠、朱砂、雄黄、黄连、黄

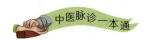

芩、栀子、郁金、冰片。

功效与主治：清热解毒，镇惊开窍。主治热病，邪入心包，高热惊厥，神昏谵语。用于中风昏迷、中风、惊风、脑炎、脑膜炎、高血压、败血症等属邪热内闭者。

注意事项：

1. 中风脱证神昏者；舌苔白腻，痰湿阻窍证者忌用。

2. 孕妇禁用。

血塞通胶囊

组成：三七总皂苷。

功效与主治：活血祛瘀，通脉活络。适用于脑路血瘀导致的中风偏瘫。

注意事项：本品活血，孕妇禁用。

消栓通络胶囊

组成：川芎、丹参、黄芪、泽泻、三七、槐花、桂枝、郁金、木香、冰片、山楂。

功效与主治：活血化瘀，温经通络。用于瘀血阻络所致的中风，症见言语謇涩、神情呆滞、手足发冷、肢体疼痛。

注意事项：

1. 阴虚内热者慎用，热证突出者忌用。

2. 出血性中风忌用。

3. 孕妇忌用。

华佗再造丸

组成：当归、川芎、红花、吴茱萸、天南星、马钱子、冰片。

功效与主治：活血化瘀，行气通络。用于瘀血或痰湿闭阻经络之中风瘫痪，拘挛麻木，口眼歪斜，言语不清，胸闷憋气等。

注意事项：

1. 本品孕妇忌服。

2. 肝阳上亢，痰热壅盛者忌用。

脑心通胶囊

组成：黄芪、赤芍、丹参、当归、川芎、桃仁、红花、醋乳香、醋没药、鸡血藤、牛膝、桂枝、桑枝、地龙、全蝎、水蛭。

功效与主治：益气活血，化瘀通络。适用于气虚血滞所致中风，症见半身不遂、肢体麻木、口眼歪斜、言语不流利、心慌心悸、心胸痹痛、胸闷短气。

注意事项：

1. 胃溃疡患者宜饭后服用。

2. 本品行气活血，孕妇禁用。

培元通脑胶囊

组成：制何首乌、熟地黄、天冬、龟甲（醋制）、鹿茸、肉苁蓉（酒制）、肉桂、赤芍、全蝎、水蛭（烫）、地龙、山楂（炒）、茯苓、炙甘草。

功效与主治：益肾填精，息风通络。用于治疗缺血性中风病恢复期及后遗症，伴有半身不遂、口舌歪斜、语言不清、偏身麻木、眩晕耳鸣、腰膝酸软。

注意事项：

1. 孕妇禁用，产妇慎用。

2. 忌辛辣、油腻，禁烟、酒。

痫证

痫证是以突然意识丧失，甚则仆倒，不省人事，强直抽搐，两目上视，口吐涎沫，口中怪叫，移时苏醒，一如常人为特征的病证。发作前常有眩晕、胸闷、叹息等先兆。

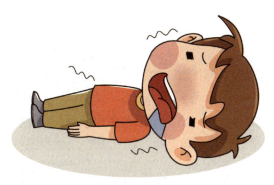

图 4-6　痫证

【病因病机】

先天遗传与后天所伤是痫证两大致病因素，具体包括风痰闭阻、心脾两虚、心血亏虚等。痫证病机以头颅神机受损为本，脏腑功能失调为标。

【西医病名】

西医学中原发性癫痫或继发性癫痫可以参考本病。

【脉象辨别与分析】

1. 脉弦滑有力　多为风痰闭阻所致。症状多表现为发病前多有眩晕、胸

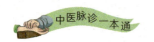

闷、乏力、痰多、心情不悦，舌质淡红、苔白腻。

2. 脉沉细　多为心脾两虚所致。症状多表现为痫证反复发作，经久不愈，神疲乏力，面色苍白，身体消瘦，纳呆便溏，舌质淡、苔白腻。

3. 脉细无力　多为心血亏虚所致。症状多表现为失眠多梦，心悸气短，头晕健忘，每遇劳累则痫证发作，面色萎黄或苍白，舌淡嫩。

【方剂】

心脾两虚型痫证可选用六君子汤合归脾汤加减。

治法：补益气血，健脾宁心。

方解：人参、白术、茯苓、炙甘草健脾益气助运；陈皮、半夏理气化痰降逆；当归、丹参、熟地养血和血；酸枣仁养心安神；远志、五味子敛心气，宁心神。

【中成药】

止痫散

组成：寒水石、紫石英、赤石脂、白石脂、石膏、龙骨、牡蛎、赭石、钩藤、桂枝、大黄、干姜、滑石、甘草。

功效与主治：镇惊安神，清热化痰，平肝息风。适用于痰热内盛，蒙闭清窍所致癫痫等。

注意事项：脾胃虚寒者忌用。

羊痫疯丸

组成：大黄、黄柏、栀子、橘红、沉香、白矾、白芥子、磁石、礞石、神曲、芥子、郁金、黄芩、黄连。

功效与主治：清热祛痰。适用于痰热壅盛所致的羊痫疯症，症见突然倒地，牙关紧闭，昏迷不醒，眼睛上翻，角弓反张，舌红苔黄腻。

注意事项：

1.久病气虚，脾胃虚寒的患者慎用。

2.孕妇禁用。

3.服本药时注意饮食清淡，忌辛辣刺激、油腻难消化之品。

镇痫片

组成：人工牛黄、珍珠母、朱砂、广郁金、胆南星、茯苓、石菖蒲、远志（甘草水泡）、酸枣仁、红参。

功效与主治：镇心安神，豁痰开窍。适用于狂心乱，痰迷心窍，昏迷，四肢抽搐，口角流涎等。

注意事项：

1. 忌忧思恼怒。

2. 孕妇禁用。

3. 清淡饮食，注意不吃辛辣刺激性食物，例如辣椒、葱、姜、蒜等。

羚羊角滴丸

组成：羚羊角粉。

功效与主治：平肝息风，清肝明目，散血解毒。用于治疗高热，以及高热引起的惊厥抽搐、神昏、子痫发狂、头痛目眩、目赤障翳、温毒发斑、痈肿疮毒。

注意事项：忌食辛辣食品，戒烟、戒酒。

痴呆

痴呆，是以呆傻愚笨为主要临床表现的一种神志疾病。轻者患者可见神情淡漠，寡言少语，反应迟钝，善忘；重症患者表现为终日不语，或闭门独居，或言辞颠倒，行为失常，或不欲食，数日不知饥饿等。

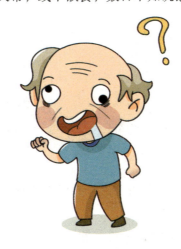

图 4-7　痴呆

【病因病机】

痴呆的形成以内因为主，多由于年迈体虚、髓海不足，脾肾两虚、痰浊蒙窍、瘀血内阻等原因导致。病位主要在脑，与心、肝、脾、肾功能失调密切相关。

【西医病名】

西医学中阿尔茨海默病、脑血管性痴呆及脑萎缩症可以参考本病。

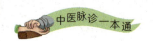

【脉象辨别与分析】

1. 脉沉细弱　多为髓海不足所致。症状多表现为智能减退，头晕耳鸣，记忆力、计算力、定向力以及判断力等出现明显减退，懒惰思卧，词不达意，齿枯发焦，腰酸骨软，步行艰难，舌瘦色淡、苔薄白。

2. 脉沉细弱，双尺尤甚　多为脾肾两虚所致。症状多表现为表情呆滞，沉默寡言，记忆力减退，认人不清，计算力下降，口齿含糊，词不达意，腰膝酸软，肌肉萎缩，食少纳呆，气短懒言，口涎外溢，舌质淡白、体胖大、苔白，或舌质红、苔少或无苔。

3. 脉细滑　多为痰浊蒙窍所致。症状多表现为表情呆钝，智力衰退，或哭笑无常，自言自语，或整天不说话，呆若木鸡，并伴见食欲不佳，脘腹痞满胀痛，口多涎沫，头沉如裹，舌质淡、苔白腻。

4. 脉细涩　多为瘀血内阻所致。症状多表现为表情迟钝，言语不利，健忘，易惊恐，或思维异常，行为古怪，肌肤甲错，口干而不欲饮，双目晦暗，舌质暗，或有瘀点、瘀斑。

【方剂】

脾肾两虚型痴呆可选用还少丹加减。

治法：补肾健脾，益气生精。

方解：熟地、枸杞子、山萸肉滋阴补肾；肉苁蓉、巴戟天、小茴香助命火，补肾气；杜仲、怀牛膝、楮实子补益肝肾；党参、茯苓、山药、白术、大枣益气健脾；菖蒲、远志、五味子安神通窍。

【中成药】

九味益脑灵颗粒

组成：人参、丹参、制何首乌、补骨脂、茯苓、赤芍、川芎、石菖蒲、远志。

功效与主治：活血化痰，补肾益智。适用于老年性血管性痴呆轻症之髓海不足兼痰瘀阻络证，症见近事善忘，呆钝少言，头晕耳鸣，肢体麻木不遂。

归脾丸

组成：党参、炒白术、炙黄芪、茯苓、制远志、炒酸枣仁、龙眼肉、当归、木香、大枣（去核）、炙甘草。

功效与主治：益气健脾，养血安神。适用于脑络失养所致记忆力减退、反应减退、心悸。

注意事项：

1. 本品含有党参，不宜同时服用藜芦、五灵脂、皂荚或其制剂，饮食上注意不要吃萝卜喝茶。

2. 适宜饭前空腹一小时服用。

3. 外感发热时不宜服用，例如出现无汗发热，怕冷，打喷嚏流鼻涕，咳嗽咳痰等症状。

癫 证

癫病以精神抑郁，表情淡漠，沉默痴呆，语无伦次，静而多喜为特征，多是由于遗传体质、情志刺激、痰浊蒙蔽心包等因素导致的。

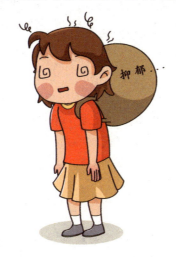

图 4-8　癫证

【病因病机】

癫证的病因一般包括肝郁气滞、心脾两虚、气阴两虚等。

【西医病名】

西医学中抑郁症可以参考本病。

【脉象辨别与分析】

1. 脉弦　多为肝郁气滞所致。症状多表现为精神抑郁，情绪不宁，自言自语或者沉默不语，喜怒无常，语序颠倒，时时太息，胸胁胀闷，舌质淡、苔薄白。

2. 脉沉细无力　多为心脾两虚所致。症状多表现为神思恍惚，魂梦颠倒，心悸易惊，善悲哭，肢体困乏，饮食锐减，舌质淡、苔腻。

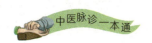

3. **脉沉细而数** 多为气阴两虚所致。症状多表现为癫病经久不愈，神志恍惚，说话较多，容易被吓到，心烦易怒，失眠，面红形瘦，口干舌燥，舌质红、少苔或无苔。

【方剂】

心脾两虚型癫证可选用养心汤合越鞠丸加减。

治法：健脾益气，养心安神。

方解：人参、黄芪、炙甘草健脾益气；当归、川芎养心补血；香附、神曲、苍术、茯苓醒脾化湿；远志、柏子仁、酸枣仁、五味子宁心安神。

加减：心气耗伤，营血内亏，悲伤欲哭，加淮小麦、大枣清心安神；气阴两虚加太子参、麦冬；神气恍惚，心悸易惊，加龙齿、磁石重镇安神；病久脾肾阳虚，反应迟钝，嗜卧，酌加肉桂、附子、巴戟天、仙灵脾等以温补肾阳。

【中成药】

四君子丸

组成：人参、白术、茯苓、甘草。

功效与主治：健脾益气。适用于心脾气虚类型的癫证，症见神志恍惚，心悸心慌，善悲欲哭，四肢乏力，饮食锐减，舌质淡、苔腻。

注意事项：本品含有人参，不与藜芦同用，不要吃萝卜。

狂证

狂证由于痰火上扰、蒙蔽心窍导致精神亢奋，狂躁易怒，骂人毁物，甚至持刀伤人，多有家族史。青壮年患者较多。

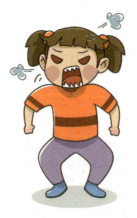

图 4-9 狂证

【病因病机】

狂证与肝胆心脾有密切关系，病因包括痰火扰神、火盛伤阴、痰结血瘀等阴阳失调，形神失控是狂病的病机所在。

【西医病名】

西医学中躁狂症、精神分裂症青春型等可以参考本病。

【脉象辨别与分析】

1. 脉弦大滑数　多为痰火扰神所致。症状多表现为平素性情急躁，头痛失眠，两目怒视，面红目赤，烦躁不安，突然狂乱无知，骂人嚎叫，不避亲疏，或毁物伤人，气力逾常，不吃不睡，舌质红绛、苔多黄腻或黄燥而垢。

2. 脉细数　多为火盛伤阴所致。症状多表现为狂证日久，时作时止，其势较缓，妄言妄为，呼之已能自制，但有疲惫之象，形体消瘦，面红而秽，舌质红、苔少或无苔。

3. 脉弦细或细涩　多为痰结血瘀所致。症状多表现为狂证日久不愈，面色黯滞而秽，情绪急躁不安，多言多语，语序颠倒，恼怒不休，甚至登高而歌，弃衣而走，妄见妄闻妄思，头痛心悸，舌质紫黯，有瘀点、瘀斑，苔少或薄黄苔干。

【方剂】

痰结血瘀型狂证可选用癫狂梦醒汤。

治法：豁痰化瘀。

方解：桃仁益肝生血，逐瘀润燥；赤芍活血破血；大腹皮下气宽中；陈皮导痰消滞利水；青皮疏肝胆；苏子行气宽中，开胃益脾；桑白皮降气散血；半夏除湿化痰；甘草调和诸药；木通降心火，清肺热。

加减：阴虚者可加玄参、生地以滋阴；夜间不眠者加夜交藤、杏仁、远志以安神。

【中成药】

礞石滚痰丸

组成：金礞石〔煅〕、沉香、黄芩、熟大黄。

功效与主治：降火逐痰。用于温热顽痰，发为癫狂惊悸，或咳喘痰稠，大便秘结。

注意事项：

1. 非痰热实证者忌用。

2. 体虚者、孕妇、小儿虚寒者均忌用；切勿久服过量。

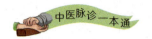

血府逐瘀丸

组成：当归、赤芍、桃仁、红花、川芎、地黄、牛膝、枳壳（麸炒）、桔梗、柴胡、甘草。

功效与主治：活血祛瘀。适用于瘀血阻络导致的狂证，症见狂躁不安，面色黯滞，多言多语，恼怒不休，甚至登高而歌，弃衣而走，妄见妄闻妄思，思维奇特，头痛心悸，烦躁不安，舌质紫黯，有瘀点、瘀斑，苔少或薄黄苔干。

注意事项：孕妇慎用。

白金丸

组成：郁金、白矾。

功效与主治：清心安神，豁痰通窍。用于痰气壅塞，癫痫发狂，猝然昏倒，口吐涎沫。治疗痰阻心窍之癫痫发狂，烦躁不安，神志不清，口角流涎等症。

注意事项：肝阳上亢型狂证慎用；孕妇忌用。

第五章　肾、膀胱病证

水肿

　　水肿是体内水液潴留，泛滥皮肤，以头面、眼睑、四肢、腹背，其至全身浮肿为特征的一类病证。病理因素一般为风邪、水湿、疮毒、瘀血。

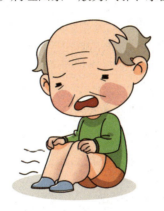

图 5-1　水肿

【病因病机】

　　湿热壅盛、风水泛滥、湿毒浸淫、水湿浸渍、脾阳虚衰、肾阳衰微都可能是水肿的病因。病机主要是肺失通调，脾失转输，肾失开阖，三焦气化不利。

【西医病名】

　　西医学中急、慢性肾小球肾炎，肾病综合征，充血性心功能不全（充血性心力衰竭），内分泌失调以及营养障碍等以水肿为主症的疾病可以参考本病。

【脉象辨别与分析】

　　1. 脉沉数或濡数　多为湿热壅盛所致。症状多表现为遍体浮肿，皮肤绷紧光亮，胸脘痞闷，烦热口渴，小便短赤，大便干结，舌质红、苔黄腻。

　　2. 脉浮数或浮紧　多为风水泛滥所致。症状多表现为眼睑水肿，四肢及

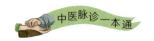

全身逐渐水肿，来势迅速，多伴有恶寒、发热、肢节酸楚、小便不利等全身症状，舌质红、苔薄白或薄黄。

3. 脉浮数或滑数　多为湿毒浸淫所致。症状多表现为眼睑水肿，然后遍及全身，小便不利，身发疮痍，甚至溃烂，恶风发热，舌质红、苔薄黄。

4. 脉沉缓　多为水湿浸渍所致。症状多表现为全身水肿，按之没指，小便短少，身重，胸闷，纳呆恶心，舌质淡、苔白腻。

5. 脉沉缓或沉弱　多为脾阳虚衰所致。症状多表现为全身水肿，腰部以下更严重，按下去出现凹陷且不易恢复，脘腹胀闷，纳少便溏，面色无华，四肢倦怠，小便短少，舌质淡、苔白腻或白滑。

6. 脉沉细或沉迟无力　多为肾阳衰微所致。症状多表现为面浮身肿腰部以下更严重，按下去出现凹陷且不易恢复，心悸胸闷，气促，尿量减少，腰部酸痛，四肢厥冷，神疲畏寒，面白㿠白，舌质淡胖、苔白。

【方剂】

1. 湿热壅盛型水肿可选用疏凿饮子。

治法：泻下逐水，疏风发表。

方解：羌活、茯苓皮、生姜皮、秦艽、防风、大腹皮疏风解表，发汗消肿；泽泻、猪苓、茯苓、木通、椒目、赤小豆、黄柏清热利尿；商陆、槟榔、生大黄通便逐水消肿。

加减：若腹满不减，大便不通，可合用己椒苈黄丸，以助攻泻之力，使水从大便面泄；若肿势严重，同时伴有喘促不得平卧者，加葶苈子、桑白皮泻肺利水；若湿热久羁，症见口燥咽干，可加白茅根、芦根。

2. 脾阳虚衰证可选用实脾饮加减。

治法：健脾温阳利水。

方解：干姜、附子、草果仁、桂枝温阳散寒利水；白术、茯苓、炙甘草、生姜、大枣健脾补气；茯苓、泽泻、车前子、木瓜利水消肿；木香、厚朴、大腹皮理气行水。

加减：气虚严重者，如症见气短声弱者，可加人参、黄芪以健脾益气；若小便不利，可加桂枝、泽泻，以助膀胱气化而行水。

【中成药】

济生肾气丸

组成：熟地黄、山茱萸（制）、牡丹皮、茯苓、泽泻、山药、肉桂、附子（制）、牛膝、车前子。

功效与主治：温肾化气，利水消肿。适用于肾阳不足，气不化水导致的水湿内停，症见全身水肿、腰膝酸软乏力、小便不利。

注意事项：本品辛温大热，不适用于偏热类型的水肿。

五苓散

组成：泽泻、猪苓、茯苓、炒白术、肉桂。

功效与主治：温阳化气，利湿行水。用于阳不化气、水湿内停所致的水肿，症见小便不利，水肿腹胀，呕逆泄泻，渴不思饮。

注意事项：

1. 湿热下注所致水肿不宜用本方。

2. 孕妇慎用。

强肾片

组成：鹿茸、人参、山茱萸、枸杞子、补骨脂、熟地黄、桑葚、杜仲（制）、牡丹皮、丹参、益母草、茯苓。

功效与主治：补肾填精，益气壮阳，扶正固本。用于肾虚水肿、腰痛、遗精、阳痿、早泄等症。

淋证

淋证是由于各种原因导致肾和膀胱功能失常，进而使水液停滞，以小便频急、淋沥不尽、尿道涩痛、小腹拘急、痛引腰腹为主要临床表现。

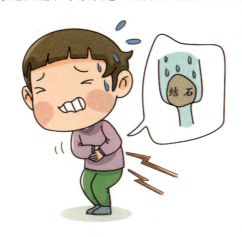

图 5-2 淋证

【病因病机】

淋证病因多与膀胱湿热、下焦湿热、湿热蕴结或者脾肾亏虚有关。其病位在膀胱和肾，与肝脾有关。其病机主要是湿热蕴结下焦，导致膀胱气化不利。

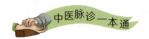
【西医病名】

西医学中泌尿系结石等可以参考本病。

【脉象辨别与分析】

1. 脉滑数　多为膀胱湿热所致。症状多表现为小便短数，灼热刺痛，颜色发黄，少腹拘急胀痛，舌质红或淡红、苔黄腻。

2. 脉弦数或细数　多为下焦湿热所致。症状多表现为尿中时常夹杂沙石，小便艰涩，或排尿时突然中断，疼痛，少腹拘急，或腰腹绞痛难忍，尿中带血，舌质红、苔薄黄。

3. 脉虚弱　多为脾肾亏虚所致。症状多表现为小便赤涩并不严重，但却淋沥不尽，时作时止，劳累后易引发，腰膝酸软，神疲乏力，舌质淡、苔薄白。

4. 脉虚数或细弱无力　多为湿热蕴结所致。症状多表现为小便浑浊好像米泔水，静置沉淀后呈现絮状凝块物，或混有血液、血块，尿道热涩疼痛，口干，舌质红、苔黄腻。

【方剂】

湿热蕴结型淋证可选用程氏萆薢分清饮。

治法：清利湿热，分清世浊。

方解：萆薢、石菖蒲、黄柏、车前子清热利湿；飞廉、水蜈蚣、向日葵分清泌浊；莲子心，连翘心、丹皮、灯心清心泄热。

加减：小腹胀满，尿涩不畅，加台乌药、青皮疏肝顺气；伴有血尿，加小蓟、藕节、白茅根凉血止血；病久湿热伤阴，加生地、麦冬、知母滋养肾阴。

【中成药】

癃清片

组成：泽泻、车前子、败酱草、金银花、牡丹皮、白花蛇舌草、赤芍、仙鹤草、黄连、黄柏。

功效与主治：清热解毒，凉血通淋。适用于热淋，症见小便频数证次数增多、尿急尿痛、腰部酸痛、牵连到小腹坠胀。

注意事项：

1. 本品含有赤芍，不可与藜芦及含有藜芦的中成药同用，例如三七血伤宁胶囊、神州跌打丸。

2. 本品苦寒清热，不适用于虚寒患者，不适合与附子、肉桂等温热药同用。

3. 服本药时禁食辛辣、生冷、油腻食物。

癃闭舒胶囊

组成：补骨脂、益母草、金钱草、海金沙、琥珀、山慈菇。

功效与主治：益肾活血，祛湿通淋。适用于肾气不足，湿热内郁型淋症，症见小便热痛，排出不畅，兼有小腹拘急疼痛，腰膝酸软，乏力。

注意事项：部分患者在服药后有胃肠道的反应，出现胃部不适，腹泻，轻微的口渴，可以继续服药。

导赤丸

组成：连翘、黄连、栀子（姜炒）木通、玄参、天花粉、赤芍、大黄、黄芩、滑石。

功效与主治：清热泻火，利尿通淋。适用于热淋，症见小便频数频、尿意急迫、小便灼热刺痛、口渴欲饮、口舌生疮、咽喉疼痛、心胸烦热、大便秘结。

注意事项：

1.本品含有天花粉，不宜与含有附子、乌头同用。

2.本品含有赤芍，不可与藜芦连用，如三七血伤宁胶囊。

3.本品苦寒清热，肠胃虚弱者慎用，不宜与附子、肉桂等温热药同用。

4.孕妇慎用。

复方石韦片

组成：石韦、黄芪、苦参、萹蓄。

功效与主治：清热利湿，利尿通淋。适用于湿热类型淋证，症见排尿次数增多、尿热痛、尿中有血、排尿有不尽感。

注意事项：本品性凉，不宜与附子、桂枝、干姜等温热药同用。

金钱草颗粒

组成：金钱草。

功效与主治：清利湿热，通淋排石。适用于泌尿系统结石，症见排尿不通畅，突然中断，疼痛牵扯到腰部，并向下腹部还有会阴部反射，尿中带血，舌色红，舌苔薄黄者。

注意事项：本品苦寒，不宜与肉桂、附子等温热药同用。

八正合剂

组成：瞿麦、萹蓄、川木通、车前子、滑石、栀子、大黄、灯心草、甘草。

功效与主治：清热，利尿，通淋。用于湿热下注，小便短赤，淋沥涩痛，口燥咽干等。

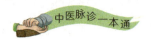

注意事项：

1. 孕妇慎用。

2. 肾虚淋证者不宜使用。

复方石淋通片

组成：广金钱草、石韦、海金沙、滑石粉、忍冬藤。

功效与主治：清热利湿，通淋排石。适用于膀胱湿热类型的淋证，症见小便色黄、排便时尿道灼热、疼痛、尿血、排尿次数增多、舌红苔黄者。

注意事项：

1. 不宜与干姜、附子、肉桂等温热药同用。

2. 本品不适用于阳气虚衰，久病体虚的患者。

3. 孕妇忌用。

五淋化石丸

组成：广金钱草、鸡内金、泽泻、沙牛、琥珀、黄芪、石韦、海金沙、车前子、延胡索（醋制）、甘草。

功效与主治：通淋利湿、化石止痛。用于淋证，癃闭，尿路感染，尿路结石，前列腺炎，膀胱炎，肾盂肾炎，乳糜尿。

阳痿

阳痿是指青壮年男子，由于虚损、惊恐或湿热等原因，致使宗筋弛纵，引起阴茎萎软不举，或临房举事而不坚的病证。症见阴茎不举、腰膝酸软、怕冷恶寒、疲惫倦怠、小便淋沥不尽。

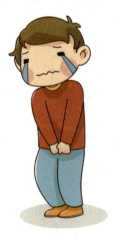

图 5-3　阳痿

【病因病机】

心脾受损，命门火衰，肝郁不舒，恐惧伤肾，湿热下注是阳痿的基本病因。基本病机为肝、肾、心、脾受损，经脉空虚，或经络阻滞，导致宗筋失养而发为阳痿。

【西医病名】

西医学中男子性功能障碍可以参考本病。

【脉象辨别与分析】

1. 脉细　多为心脾受损所致。症状多表现为阳事不举，神疲乏力，睡眠质量较差，胃纳不佳，腹胀便溏，面色萎黄，舌质淡、苔薄腻。

2. 脉沉细　多为命门火衰所致。症状多表现为阳事不举或者举而不坚，精薄清冷，头晕耳鸣，面白无华，精神萎靡，畏寒肢冷，腰膝酸软，夜尿清长，舌质淡、苔白。

3. 脉弦　多为肝郁不舒所致。症状多表现为阳痿不举或者起而不坚，情绪抑郁，胸脘不适，胁肋胀闷，食少便溏，舌质淡、苔薄。

4. 脉弦细　多为恐惧伤肾所致。症状多表现为阳痿不振，举而不刚，胆怯多疑，心悸易惊，眠不安宁，常做噩梦，常见被惊吓史，舌质淡、苔薄腻。

5. 脉濡数　多为湿热下注所致。症状多表现为阴茎痿软，阴囊潮湿、瘙痒腥臭，肢体困倦，口苦恶心，小便黄赤，舌质淡红或红、苔黄腻。

【方剂】

心脾受损型阳痿可选用归脾汤。

组成：白术、茯神（去木）、黄芪（去芦）、龙眼肉、酸枣仁（炒，去壳）、人参、木香、甘草（炙）、当归、远志（蜜炙）。

治法：养心安神，健脾益气。

方解：方中党参、黄芪、白术、茯苓、炙甘草健脾益气；远志、枣仁、桂圆肉养心安神；当归补血活血。

【中成药】

人参养荣丸

组成：人参、白术（土炒）、茯苓、炙甘草、当归、熟地黄、白芍（麸炒）、炙黄芪、陈皮、远志（制）、肉桂、五味子（酒蒸）。辅料为赋形剂蜂蜜、生姜及大枣。

功效与主治：温补气血。适用于心脾两虚型的阳痿，症见阳事不举，精神萎靡，睡眠不佳，面色发白，舌质淡、苔薄腻。

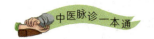

注意事项：

1. 本品含有人参和白芍，因与藜芦属于中药配伍禁忌中的十八反，因此，不可同用，常见的包含藜芦的中成药有：神州跌打丸、三气血伤宁胶囊。

2. 服用本药时忌吃萝卜和莱菔子，可能会影响人参的药性。

3. 感冒发热病人不宜服用。

4. 有高血压、心脏病、肝病、糖尿病、肾病等慢性病严重者应在医师指导下服用。

三鞭胶囊

组成：牛鞭、羊鞭、狗鞭、蜈蚣、当归、白芍、天花粉、甘草。

功效与主治：壮腰健肾，养血滋阴。用于治疗阳痿遗精，腰膝酸痛。

注意事项：忌食辛辣食品，戒烟、戒酒。

逍遥丸

组成：柴胡、当归、白芍、炒白术、茯苓、炙甘草、薄荷、生姜。

功效与主治：疏肝解郁，行气止痛。适用于因肝气郁滞导致下部气机运行不畅，进而出现的阳痿，症见阳痿不举，情绪抑郁或烦躁易怒，胸脘不适，胁肋胀闷，食少便溏，舌质淡、苔薄。

注意事项：

1. 服药期间清淡饮食，保持良好心情。

2. 患有高血压、心脏病、肝病、糖尿病、肾病等慢性病的应在医师指导下服用。

萆薢分清丸

组成：粉萆薢、石菖蒲、甘草、乌药、盐益智仁。

功效与主治：清热利湿。适用于湿热下注类型的阳痿，症见阴茎痿软，阴囊潮湿、瘙痒，下肢酸困，小便黄赤，舌质淡红或红、苔黄腻。

注意事项：服药期间清淡饮食，禁食辛辣刺激性食物。

遗精

遗精是指不因性生活而精液频繁遗泄的病证。遗精可以分为梦遗和滑精两种。其中，有梦而遗精，称为梦遗；无梦而遗精，甚至清醒时精液流出，称滑精。一般还会存在头晕、健忘、耳鸣、心悸、失眠、腰酸腿软、精神萎靡等症状。

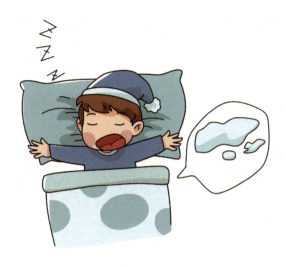

图 5-4　遗精

【病因病机】

遗精多是与心肾不交，肾气虚衰，湿热下注，恣情纵欲等因素有关。其基本病机为肾失封藏，精关不固。遗精的病理性质有虚实之别，且多虚实夹杂。

【西医病名】

西医学中性神经衰弱、精囊炎、慢性前列腺炎等病可以参考本病。

【脉象辨别与分析】

1. 脉细数　多为心肾不交所致。症状多表现为睡眠质量差，少寐多梦，梦则遗精，心中烦热，头晕目眩，口干口苦，小便短赤，舌质红、苔薄黄。

2. 脉沉细无力　多为肾气虚衰所致。症状多表现为无梦而遗，甚至滑精，面色晄白，腰膝酸软无力，精神萎靡不振，形寒肢冷，夜尿增多，小便清长，阳痿早泄，舌质淡、苔白。

3. 脉濡数　多为湿热下注所致。症状多表现为遗精频作，或尿时少量精液外流，小便黄赤，或尿涩不爽，口干口苦，口舌生疮，大便溏臭，舌质淡红或红、苔黄腻。

【方剂】

湿热下注型遗精可选用程氏萆薢分清饮。

治法：清热利湿，通利湿浊。

方解：萆薢、黄柏、茯苓、车前子清热利湿；莲子心、石菖蒲、丹参清心安神；白术、薏苡仁健脾化湿。

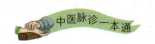
加减：若兼见胸腹脘闷，口苦或淡，渴不欲饮，头晕体乏，食欲不佳，可用苍术二陈汤加黄柏、升麻、柴胡。

【中成药】

金锁固精丸

组成：沙苑子（炒）、芡实（蒸）、莲须、龙骨（煅）、牡蛎（煅）、莲子。

功效与主治：固精止泻。适用于肾虚不固导致的遗精，临床症见容易滑精，面色无华，腰膝酸软无力，精神萎靡不振，夜尿增多，小便清长，尿后余沥，舌质淡、苔白。

注意事项：

1. 禁食油腻刺激性食物。

2. 服药期间禁行房事。

龙胆泻肝丸

组成：龙胆、柴胡、黄芩、栀子（炒）、泽泻、木通、盐车前子、酒当归、地黄、炙甘草。

功效与主治：清利湿热，滋阴活血。适用于临床症见遗精频作，或尿时少量精液外流，小便热赤混浊，或尿涩不爽，口干或渴，心烦少寐，口舌生疮，舌质淡红或红、苔黄腻等。

注意事项：

1. 本品苦寒伤胃，素体脾胃虚弱患者酌情服用，不可久服。若服药后出现大便溏稀的情况，应酌情减量。

2. 服药期间应注意清淡饮食，禁食辛辣刺激类食物。

强阳保肾丸

组成：淫羊藿（炙）、肉苁蓉（酒制）、阳起石（煅，酒淬）、蛇床子、沙苑子、茯苓、远志（甘草制）、补骨脂（盐炙）、葫芦巴（盐炙）、覆盆子、肉桂、韭菜子、五味子（醋制）、芡实（麸炒）、小茴香（盐炙）。

功效与主治：补肾壮阳。用于肾阳不足所致的遗精，症见腰膝酸软、精神倦怠。

注意事项：阴虚火旺、湿热下注所致的遗精不宜使用。